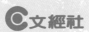
文經社

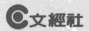
文經社

文經家庭文庫 106

吃錯藥最可怕

—— 正確用藥事典 ——

王春玉 著

COSMAX
PUBLISHING Co.
Since 1981

文經社徽記

播種者
含淚播種的
必歡呼收割

感 謝

　　這本書的出版要感謝新光醫院藥劑部的專業藥師們：美玲、珍芳、莉英、琇菜、宏毅、文琪、馨瑩、志政等人的協助，在此獻上最誠摯的謝意。

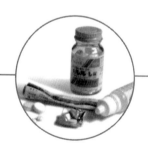

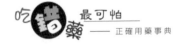

推薦序 一

近日來，多件醫療疏失事件造成民眾恐慌，也讓一般社會大眾注意到吃藥就醫的安全問題。

或許，在管理良好的醫院錯誤率很低，但誰又能接受醫療疏失的事情發生在自己身上？「用藥安全」似乎應該是醫療專業人員的事，但只要是「人」，就可能犯錯，一般民眾該如何為自己的用藥安全把關呢？如何才能確保自己不會是受害者呢？用藥後，如果感覺不適，或有些不對勁，或不幸產生藥物過敏，或藥物副作用了，該怎麼辦呢？

打開電視或收音機，隨時可聽到或看到成藥廣告，或由明星代言，或由廣播節目主持人大力推薦，有病治病，無病強身？吃了它，人生才能是彩色的？這些成藥到底含有什麼成分？若吃其他醫院開的藥，可不可以再自行購買廣告藥一起吃？這麼多的用藥情況及注意事項，一般民眾很難分辨清楚！

王春玉主任以多年的專業經驗，深入淺出的撰寫了這本《吃錯藥最可怕——正確用藥事典》提醒一般民眾如何為自己的用藥安全把關。書中並介紹了多種一般常見疾病的用藥剖析，並傳授慢性病患者「用藥安全小秘訣」，提

醒民眾如何把握自己「知」的權利。書的最後，還貼心的為大家整理了坊間常見廣告藥的成份、作用一覽表，方便民眾進一步查詢。

生命是自己的，不可將自己的生命安全完全寄託、倚賴在別人的小心謹慎上。多一分小心，多一分保障，平日建立正確的用藥常識，每個人都為自己的用藥安全盡一分力。

新光醫院還在籌備期間，就有幸網羅到當時尚任職於長庚醫院，但即將隨夫婿舉家遷往花蓮，並就此退出職場的王春玉主任到醫院效力。十年來，藥劑部門的業務，在王主任的領導規劃下，一直都有很傑出的表現。王主任一向著重藥師的專業素養與服務態度訓練，在醫藥界早已建立口碑。歷年來，經過王主任嚴格訓練的藥師，已有多人被外院挖角，轉任他院藥劑科主任，在專業領域也都有傑出的表現。

更讓我驚訝的是：由於先生遠在外地工作，王主任平日除了工作忙碌外，下班後還要母兼父職的她，竟然在諸事纏身中，還隻身遠赴重洋，到英國進修碩士學位，並於2001年順利取得英國伯明罕的Aston University Master of Philosophy學位。如今除固定在台北醫學大學專題演講外，並受聘於嘉南藥理科技大學為兼任講師，並為教育部部定講師。

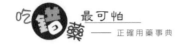

　　此外，王主任也常撰寫藥品衛教的相關文章於報章雜誌刊登，或接受電視、廣播等媒體專訪，提供相關醫藥常識，為大眾建立正確的用藥觀念，替全民的用藥健康嚴格把關！如今本書的出版，正是王主任對大眾用藥安全所盡的最佳努力，更希望可以讓一般人對安全用藥有更多的認識。

新光關係企業董事長

吳東進

推薦序 二

　　患者求治傷病的方法，以服用藥物的頻率最高，而藥品的種類也最多，世界上也沒有一所醫療單位能完全避免用錯藥物。因此，各醫院的醫師、藥劑主管及有關人員，都應盡可能建立一套安全的藥品作業規範，降低用錯藥物的機率，尤其是有些藥品的外觀、顏色、形狀、大小非常相似，更需要在管理上加以規劃。

　　新光吳火獅紀念醫院藥劑部主任王春玉藥師，從事醫院藥師工作已有二十多年的實務經驗，也是早在國內爆發打錯針吃錯藥事件數年前，就在各藥師的持續教育課程中大力呼籲，防範給藥疏失的少數先驅之一。她以多年在醫院藥劑部的實務經驗，彙集成冊，出版這本重要的《吃錯藥最可怕──正確用藥事典》新書，提供給社會大眾及從事於藥品治療工作者，避免各種錯誤的可能性。

　　更重要的是，這本書以一般民眾可以輕易了解的用詞，深入淺出的說明，解釋一般人常犯的用藥錯誤觀念，並提供台灣常見疾病的藥物療法及注意事項，教導一般人如何為自己的用藥安全把關；並整理各媒體常見的廣告藥成份與適應症一覽表於附錄。在此醫療疏失頻傳的時代，確是想建立正確用藥常識，確保自身用藥安全者必讀的好

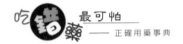

書。

　近來，衛生署召開了多次有關「患者安全的醫療環境」會議，其目的要促使各醫療院所重視患者的安全醫療。同時，衛生署委託中華民國醫院協會研究「推動以患者安全為中心之作業環境——建置醫院之作業流程規範計畫」，該計畫即以建立標準的藥品作業流程為主要重點之一。期望《吃錯藥最可怕——正確用藥事典》這本書除提供民眾參考外，亦能呼籲同業共同努力，提昇安全用藥的常識，塑造用藥安全的醫療環境。

中華民國醫院協會理事長

張錦文

自序　打錯針，吃錯藥

前一陣子喧騰一時的「打錯針，吃錯藥」事件，開始讓社會大眾真正了解到吃藥、用藥安全性的重要。但很遺憾地，我們必須說，類似這麼嚴重的醫療疏失，絕非單一、罕見的事件，而只是眾多問題的冰山一角。

近日來，多件醫療疏失事件造成民眾很大的恐慌，而醫療人員又何嘗不是人心惶惶，唯恐稍有疏失，立即變成媒體大肆渲染的頭條新聞。

事實上，醫療疏失絕不是今天才存在的，事發後的苛責，只會讓大家儘量逃避諉過，小錯能蓋則蓋，但小錯不改成大錯，當大錯發生時，即使對當事人判刑吊照，但對受害者而言，又於事何補？

根據1994年，Leape發表在JAMA的文章估計，在美國，每年有高達18萬人死於醫療疏失，相當於每兩天掉三架巨無霸波音客機下來的傷亡人數。1999年，IOM(Institute of Medicine)估計，美國每年有超過100萬人遭受到原可避免的醫療疏失造成的傷害，其中約有10萬人因而死亡。所以，他們研擬許多辦法來降低醫療疏失的發生率，其中最基本的就是非處罰性的疏失通報系統，所有的大小錯誤都要勇於通報，並確實全面檢討作業流程及研擬防範措施。

先進如美國，都有如此可怕的醫療疏失；反觀國內，

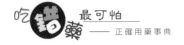

會有多少案例呢？您還認為「打錯針，吃錯藥」事件，只是醫護人員個人的疏忽所導致的偶發事件嗎？

事實上，僅就個人所知，屬於嚴重醫療疏失造成傷害的真實案例就有不少，如：限肌肉注射的藥，錯開為靜脈注射；荷爾蒙類的針劑，因輸入錯誤而錯給為癌症治療用的細胞毒性藥品，造成注射部位肌肉壞死；糖粉中混雜了麻醉劑，患者因呼吸抑制腦部缺氧而成了植物人；安眠藥因輸入錯誤而變成開立降血糖藥等等，平常各醫療機構或診所、藥局，或多或少都曾發生醫療疏失，有些可能只是小錯，甚至根本尚未影響到患者。但若一再的忽略小錯，錯失檢討改善的先機，隨時都可能爆發類似「打錯針，給錯藥」的重大疏失，進而動搖醫療單位的根本。

所以，重點不是要找一個表面零錯誤的醫療院所，而是要找一個平日做好品質管理，鼓勵員工勇於提報自身錯誤的醫療機構。且不斷檢討改進，讓類似的錯誤不會再發生，進而經由不斷且持續的品質保證機制，使錯誤率趨近於零，即使偶爾仍舊發生疏失，相信嚴重性會比其他平日粉飾太平的醫療機構小得多。

經過數起因給藥錯誤，導致嚴重傷害的慘痛經驗，至少喚起大家對用藥安全與防範給藥疏失的重視。

以往看病領藥常常是一堆五顏六色的藥包在一起，沒有分別標示藥名、用途、警語或特殊須注意事項；而現

在，大醫院的藥袋都標示有：藥名(包括學名、商品名及中文名)、用法用量、用途、有效期限、警語或副作用，甚至還有處方醫師及調劑藥師的姓名，水膏藥也都直接以原廠包裝配發，其中也都有附原廠說明書，可供民眾查閱。

專業人員固然有責任與義務在其專業領域內，為患者的安全把關，不可出錯。但生命是自己的，多一分小心，多一分保障，患者本身也應為自己的用藥安全盡一份力。

領藥後一定要仔細閱讀藥袋上的指示，首先須看患者姓名，不要錯拿了別人的藥；再看藥品的用途或適應症，是否與自己的病症相關。例如，藥袋上寫是降血糖藥，而你沒有糖尿病，就不可以照吃藥，須先打電話請藥局確認是否有誤。

另外，服用降血壓、降血糖及心臟病的劑量須特別注意，如果藥袋上指示的劑量與往日不同，應詳細詢問藥師。藥品中所附的說明書也應詳讀，是否與自己的病症相關？如有疑慮，先不要用藥，先請藥局再確認。

類似注意的用藥細節多不勝數，唯有多加注意自身及親友的用藥安全，才能不成為下一個醫療錯誤的受害者！

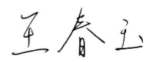

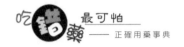

【目次】

PART·3 常見用錯藥物剖析

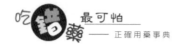

PART·4 國內十大常見疾病用藥常識

RT.5 健康照顧理想國

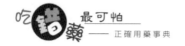

前言　用藥安全靠自己

「藥即是毒！」，中國人是一個特別愛吃藥的民族，卻也是最怕用藥傷身的民族，二者看似矛盾，卻是處處可見的現象。自古以來，跑江湖賣藥的，不都強調「祖傳秘方，有病治病，無病強身！」，影響所及，從國人健康食品消費量年年增加的情形，可見一斑。

另外，您是否也有「藥吃多了不好，會傷胃、傷肝！」，「藥都有副作用，能少吃，儘量少吃！」的觀念呢？所以，有些人自行減量服用，甚至停藥；有些人改吃「純天然製造」的健康食品或中藥，而拒服西藥。這些林林總總、似是而非的觀念，到底對不對呢？您是否曾在媒體上，看到國內外一些因藥物導致嚴重傷害，甚至死亡的報導？您可曾聽說過，醫療院所或藥房給錯藥而致人於死？「醫藥分業」又是什麼東西？為什麼贊成的與反對的，都說是為民眾的用藥安全著想？身為一般的市井小民，又該如何睜大眼為自己的用藥安全把關呢？

本書將以深入淺出的方式，釐清一些似是而非的用藥觀念，並介紹一些用藥安全DIY的小訣竅，建立讀者醫藥方面的基本常識，總之用藥安全靠自己，不是靠別人！

PART · 1

什麼是藥？

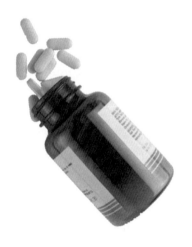

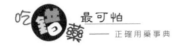

1.中藥、西藥、健康食品，天然的較好？

「藥」到底是什麼？中藥、西藥有什麼不同？健康食品既然號稱能治病，是否也算是「藥」？

「藥」是指用來治病的東西，可以來自於植物，也可以來自於動物、礦物或微生物。

藥的製造，也許是由天然動植物中抽取，也或許由實驗室中人工合成。但不論它的來源如何，一個經衛生主管機關核准上市，稱之為「藥」的東西，必須經過嚴格的動物實驗及人體實驗，有明確的療效、安全性及副作用評估報告等。西藥中常用的強心劑——毛地黃，早期就是由毛地黃這種植物中發現，抽取出來，如今已可以人工合成了。以往必須從孕婦尿液中抽取的荷爾蒙製劑，現在也可以利用基因工程人工合成了。

藥的研究開發，日新月異，不止是新藥陸續發明，舉凡在給藥途徑、用藥頻次、藥品保存等各方面的研發，都有長足的進步。

一個經衛生主管機關核准上市的新藥，距離它在實驗室中被科學家合成或抽取出來的時間，至少數十年。其中須打敗數千種其他的類似化合物，耗費龐大的研發經費，歷經動物實驗、人體實驗，最後才能上市，用在你我的身上。近年來，針對一些癌症、愛滋病的新藥，衛生主管機

關會特別優先審核，縮短上市前的流程，加速上市，以期患者有更多治療的希望。

　　所有新上市的藥，都須經過「新藥監視期」，密切注意其在人體的安全性及副作用發生率，隨時通報衛生主管機關。因為，前面一連串的臨床試驗，再怎麼嚴謹，都是在人為控制下的環境及受試者，且使用人數有限，一旦上市廣泛用在一般患者身上，可能會發現新的副作用或其他問題。市場上就曾經有數起新藥上市後，發現有嚴重副作用，最後立即全面回收的案例，數年前撒利多邁(Thalidomide)造成前肢短小畸形兒事件，就是明顯實例。

　　所以，不論是中藥、西藥，或是健康食品，若稱之為「藥」，就是用來治病的。它必須有嚴謹客觀的臨床使用經驗、明確的療效、安全性及副作用資料，而這也就是為什麼叫「健康食品」，不叫「健康藥品」。「健康食品」是以食品管理，它並非沒有副作用，而是管理上不似藥品般嚴格，其療效、副作用等資料，較不清楚罷了。政府剛通過的健康食品管理法就明確的規定，健康食品不得宣稱具有療效，健康食品中所含的營養素，在均衡的飲食中皆可獲得，實在不需花大把鈔票另外購買。

　　國人也常認為中藥藥性溫和，較無副作用。事實上，中藥的年代久遠，但在科學求證上則遠較西藥慢，例如：有效成份為何？經何作用機轉？有效劑量及中毒劑量是多

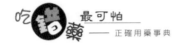

少？可能會有哪些副作用？發生率如何？……等等問題。在西藥的研發上，這些問題都須有明確的資料，而對大部份的中藥而言，卻仍無法解答。另方面，在中藥的管理上也還有很多問題，如：現在很普遍的科學中藥，經常發現有摻含西藥的問題，其中以摻含類固醇或非類固醇類的止痛消炎藥最常見。

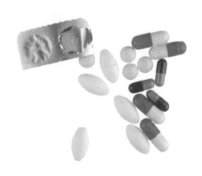

2.藥物在人體的作用

　　藥物在人體是如何產生作用的呢？首先，它必須經由適當的賦型劑帶領，適時的到達目的地，再掙脫賦型劑游離出來，才能被人體吸收，發揮作用；事後又必須能全數離開人體，沒有殘留。也就是說，藥物在人體的作用，必須經過吸收、分布、代謝及排瀉四大步驟，每一步驟都會影響藥物在人體的作用。

(1)藥物的吸收

　　為使藥物能適當的被人體吸收，很多不同的劑型被設計出來。

　　一般而言，靜脈注射的劑型，算是百分之百全數立即吸收，其他的劑型設計還有：口服錠劑、膠囊、糖漿、舌下錠、外用藥膏、肛門或陰道栓劑、皮下植入劑、口腔或鼻腔噴劑等。不同的劑型設計，有不同的目的，不可隨意破壞。

　　例如：腸溶錠的劑型設計，是把藥物包上一層腸衣，可保護藥品不被胃酸破壞或刺激胃粘膜，等到了腸中鹼性環境下，腸衣才溶解，藥物被釋放出來。此種藥錠，不可剝半或磨粉，以免破壞腸溶錠的設計。

　　除了藥物特性及劑型設計會影響藥物吸收外，飯前或飯後服藥，以及搭配藥物的飲料，併用的其他藥品等，都

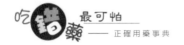

會影響藥物吸收。吸收降低,影響療效,延誤病情;吸收增加,嚴重者有可能造成藥物中毒,不可不慎!

(2)藥物的分布

藥物吸收後,經由血液循環,分布全身。

藥品依照特性不同,在人體的分布也有所不同。治療灰指甲的藥,必須在指甲分布有較高濃度;治療泌尿道感染的藥,必須在泌尿道分布較多;治療腦膜炎的藥,就必須能夠通過「腦血管障蔽」進入腦脊髓液,才能發揮療效。

(3)藥物的代謝

藥物的代謝,主要在肝臟進行。

肝臟是人體的「解毒工廠」,藥物隨著血液循環來到肝臟,經由肝臟各種酵素的作用,轉變成無效或藥效較小的代謝產物,然後排出體外,以免積蓄體內。

另外,也有些藥是一種前驅物的設計,必須經由肝臟酵素的代謝作用,才能轉變成有效成份,發揮療效。許多藥品間的交互作用,就是因為競爭或影響肝臟代謝酵素的作用而產生。

(4)藥物的排瀉

藥物的排瀉,主要在腎臟進行。

藥物在肝臟代謝,轉變成無效或藥效較小的代謝產物

後，再通過腎絲球過濾，由尿液排出體外。除了經由腎臟排瀉外，有些藥品也會經由糞便、汗液等途徑來排瀉。

　　肝臟、腎臟是人體很重要的器官，尤其與用藥安全息息相關。肝腎功能不良的人，用藥尤其要小心，必須調整劑量，以免過量中毒。若必須使用對肝腎毒作用較大的藥品，更須小心謹慎。

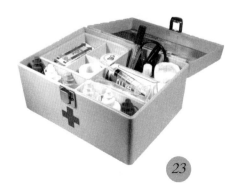

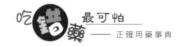

3.藥物都有副作用嗎？

　　若要直接回答這個問題，我想答案是肯定的。

　　所謂「副作用」，是指藥物在體內產生一些作用，而這些作用並不是我們選擇此藥治療疾病，所希望其發生的作用。例如：降血壓藥除了使血壓降低外，可能也使心跳變慢或氣喘發作機率增加；止痛藥除了達到止痛的療效外，可能使胃潰瘍復發等等。

　　但有的時候，配角也能變主角，例如：毛髮增生本來是某一種降血壓藥的副作用，後來因而發展成禿頭治療藥；威而剛的神奇作用，也是在研究心血管新藥時所發現的「副作用」；嗜睡是鼻塞、流鼻水所常用的抗組織胺劑的常見副作用，但也因此可用於幫助改善失眠問題。

　　許多藥品的副作用，在上市前的臨床試驗階段就已被查知。文獻、仿單上皆已記載，通常還會註明其發生率，即使是很罕見的副作用，仍須在仿單上註明。所以，一般人常覺得吃藥好可怕，仿單上寫的副作用一大堆，知道愈多愈害怕，也因此有人自行減量或根本不吃藥，造成藥物療效不佳，這也就是許多診所在給藥時刻意拆除藥品包裝及仿單的緣故。或許「知道愈多愈害怕，不如不知。」，但是「不知道」，副作用就不會發生了嗎？與其不知不覺，倒不如清楚知道可能有哪些副作用？發生率如何？早

做防範。

　　由前面「藥品在人體的作用」所述可知，藥品進入人體後，不是完全集中在一個地方，產生單一作用。即使是所謂具有「選擇性」的藥品，也只是大部份照預期產生作用，仍有少部份分布到其他地方，產生所謂的副作用。例如：治療氣喘常用的氣管擴張劑，作用於氣管的接受器，則產生氣管擴張作用，但仍有少部份會作用於分布在心臟的接受器，產生心跳加速的副作用。這類副作用是生理作用上本來即預期會產生的正常作用，但此作用不是我們用來治療氣喘所需要產生的作用，故仍歸於藥品的副作用。

　　另外，有時是因為同樣的作用機轉，對人體不同器官造成不同影響，而成為藥品副作用。例如：癌症治療藥常有抑制骨髓及導致落髮的副作用，是因其作用機轉是介入癌細胞分裂過程，殺死癌細胞；同樣的，這樣的治療效果對人體其他正常細胞則會造成毒性，頭髮及骨髓細胞是人體細胞中分裂較快的部分，相對的毒性也就較大。

　　疾病用藥的選擇，本來就是一種「利弊得失」的權衡考量。例如：藥品上市前的用藥安全臨床試驗，決不可能用孕婦來試驗，最多只有動物試驗報告，所以，沒有絕對安全的孕婦用藥。如果孕婦必須用藥，醫生往往必須衡量是不是可行，考慮不用藥是否會危及孕婦本身生命安全？用藥對胎兒又可能有何影響？再決定是否用藥。

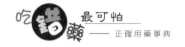

　　對於藥品副作用的評估也是如此，許多藥品在使用初期易有胃腸不適、惡心、嘔吐等副作用，但在用藥數天後會漸漸緩和，是否須忍耐藥品副作用，則端賴「利弊得失」的權衡考量了！

　　藥品的種類繁多，副作用也是林林總總一大堆。除了較常發生或較特殊的以外，一般醫療人員很難全部記牢，大都是臨床上有所懷疑時再查閱相關文獻。文獻上記載的藥品副作用資料，除了是上市前的臨床試驗所觀測到的結果外，就必須靠上市廣泛使用後，累計臨床經驗所得。

　　所以，一個新藥剛上市時，常予人藥效好、副作用低的印象，其實很有可能仍有潛在尚未被發現的副作用。曾有新藥上市後，由於藥效好，大受市場歡迎，用量快速攀升，但當使用人數愈來愈多後，也常發現嚴重副作用，導致全世界全面回收下市。有名的「沙利竇邁」致畸胎事件(海豹肢)，就是類似問題造成。近年來，衛生署已成立了「全國藥物副作用通報中心」，請各大醫療院所通報，懷疑因用藥引起副作用的所有案例，對一般大眾用藥安全有一定程度提昇，但民眾還是必須提高自身警覺，才不至於發生用藥問題。

4. 如何用藥

　　要發揮藥物的療效，如何正確的用藥是很重要的一環。為什麼有的藥要飯前吃、有的藥要嚼碎、有的藥又要放舌下，不能只是吞下去？真的有影響嗎？

　　事實上，很多藥或因其特性，或因治療上的需要，而有特殊的用法，例如：胃藥中常見的制酸劑，常建議要嚼碎後吞服，如此可擴大其吸收表面積，增加中和胃酸的效果。一些會受食物影響藥效的藥品，往往會建議飯前服用，但有時候，有些患者實在無法忍受空腹服藥所引起的胃腸不適的副作用（例如：鐵劑），藥師仍會告訴患者改為飯後服用，雖然飯後服用吸收較差，但有吃總比沒吃好。

　　須飯前服用的口服降血糖藥，則是為了使藥效在飯後血糖升高時確實發揮，達到降血糖的目的。許多不明就裡的患者，有的跟其他的藥一起飯後服用，影響療效；有的飯前服用了，卻因故延遲或沒有用餐，造成血糖過低，發生危險，甚至變成植物人。

　　心絞痛發作時救命的硝化甘油，使用時須放置於舌下，舌下粘膜是藥物吸收很迅速的地方，在這裡硝化甘油才能立即產生藥效。除了舌下粘膜外，直腸粘膜也是一個藥物吸收很迅速的地方，許多小兒退燒時用的肛門栓劑，就是利用直腸粘膜吸收迅速以達退燒目的。當然，此種劑

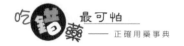

型的選擇，有時是為了一些無法口服吃藥的患者設計的。

　　了解了何時應該用藥，如何用藥，接下來，應該用什麼飲料服藥，或是有沒有什麼配服禁忌，都是常被問到的問題。標準答案當然是，用白開水服藥最好，較不會與藥品產生交互作用。牛奶、茶、葡萄柚汁是較易與藥品產生交互作用的飲料，也有些藥品會受飲料的酸鹼性而影響藥效，例如：一般常用的抗生素——青黴素、紅黴素，須避免與酸性飲料或食物併服（如咖啡、水果），否則會使療效降低；四環素類抗生素，不可與含鈣或鐵成分飲料併服，茶中的鞣酸會與鐵結合，抑制鐵的吸收；許多鎮靜安眠藥、降血壓藥、抗排斥藥、抗組織胺等都不可與葡萄柚汁併服，會加強藥物血中濃度，造成中毒或產生副作用。所以，若仿單上沒有註明，最好還是用白開水服藥較好。

　　服用藥品時，大都配以適量足以吞下藥粒的水量即可，但也有特例。如：泌尿道感染時常用的磺胺類藥品，藥師會告訴患者，服藥時要儘量多喝水，那是為了避免發生「結晶尿」的副作用。腹瀉時，醫師可能會處方一些「膨脹劑」，此時則應少喝水，以便於藥物吸收腸內多餘的水份，達到止瀉作用；而同樣的藥，若用於便秘，則須佐以一大杯水，以便於藥物吸水膨脹後，在腸內產生體積效應，達到通便的作用。

5、藥物的保存條件

物品在濕熱、光照的環境下容易變質，是大家所熟知的常識。所以，藥物保存的基本原則，就是要避光、避熱，且在密閉的容器（避空氣）中保存。

台灣大部份的醫院、診所都用塑膠袋或紙袋裝藥給病患，如果是慢性病長期用藥，這些材質都無法避光、避空氣。在美國，門診領藥都是發給完整包裝的小瓶，並貼上標籤註明患者姓名、藥名、規格及用法，甚至藥品的批號及保存期限等。

台灣由於醫療環境、保險制度等種種因素，造成大型醫院門庭若市，藥局忙得不可開交，根本無法提供如國外一般的高品質藥事服務。基層診所甚至無視於衛生署規定，仍然連最基本的標示藥名都無法做到，廣大的群眾竟也不以為忤，更遑論去注意應如何保存領回來的藥。

有鑑於此，數年前，筆者即提出「藥罐子，請準備藥罐子！」的宣導，提醒慢性病長期患者，給自己的藥找一個適當的家，提供良好的保存環境，也為自己的用藥安全把關。詳細內容，在後面的章節中會再加以說明。

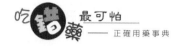

用藥小常識

⊙用什麼飲料配藥最好？

1.用白開水服藥最好。

2.服用抗生素時，不可與咖啡、水果併服。

3.四環素類抗生素不可與茶等含鐵或鈣等成份飲料並用。

4.鎮靜劑、安眠藥、降血壓藥、抗排斥藥、抗組織胺等藥品不可與葡萄柚汁併服。

PART 2

「用藥人」
該注意什麼？

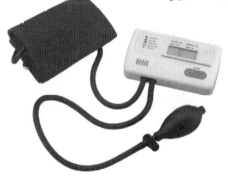

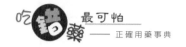
吃錯藥最可怕
—— 正確用藥事典

1.用藥安全DIY

　　下面介紹幾點注意事項，讓不懂醫藥的一般民眾，也能為自己的用藥安全，多一分把關工作。

（1）看診時應充分提供自己的用藥情形給看診醫師。

　　　　如：是否曾對藥品過敏？目前是否正在服用其他醫院或科別開立的藥品等。

（2）領藥時應充分把握「知的權利」。

　　　　主動要求藥師 提供藥物資訊。

（3）每一藥品是否清楚標示藥名、規格含量、數量及用法（飯前、飯後、內服、外用等）。

（4）藥袋上是否標示醫院、診所或藥局的地址、電話？

（5）服用這些藥品，是否有特別必須注意事項或保存條件？

（6）這些藥品的適應症或作用，是否與您就診的疾病有關？

（7）針對自己的藥物過敏或併服其他藥品的藥物交互作用問題，應再詢問藥師。

以免因醫師太忙或不熟悉類似藥物間的交叉過敏
問題而有所疏忽。

（8）老病號的慢性病長期用藥患者，更應注意所領的
藥品外觀、顏色等是 否有改變。

如與以往有所不同，應再詢問醫師、藥師，以確
保給藥正確。

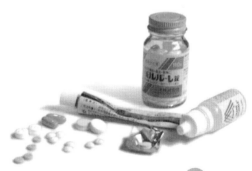

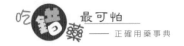

2.長期用藥者的「用藥安全小秘訣」

隨著平均壽命的延長，高血壓、糖尿病等慢性病長期用藥患者，有愈來愈多的趨勢，建議先向藥局索取適當大小的藥罐子，如：棕色阻光瓶、安全瓶蓋藥瓶等，做為存放藥物之用。這裡同時提供幾項「用藥安全小秘訣」給大家參考。

(1)首先，將藥袋上標示的藥名、規格含量及用法剪下，貼在藥罐子上，並加貼一層透明膠帶，以防止字跡因長期觸摸而變模糊，亦可在罐中放入一包乾燥劑，防止藥品受潮。

(2)每次新領藥品回來時，應逐一核對新領藥品藥袋上標示的藥名、規格含量及用法，是否與貼在藥罐子上的內容相同，進行配對。

(3)配對完成後，再逐一檢查藥罐子內的剩藥，外觀、形狀、顏色是否與新領回來的藥品相同？

(4)將藥罐子中剩餘的藥先倒在乾淨的紙上，再將新領回來的藥品倒入罐中，同時將紙上的舊藥倒回罐中，避免舊藥壓在罐底，以維持先進先出的原則，確保藥品都在有效期限內。

3.用藥後，是否感覺不適或有些不對勁？

前面各點是用藥前可稍加注意，防患於未然的方法。但如果藥已吃下肚了，是否就無法加以注意了呢？答案當然是否定的。

用藥後，如果感覺不適或有些不對勁，如：整天昏昏欲睡意識不清、異常倦怠無力、皮膚起疹子、頭昏等，應該先電話詢問藥師或醫師。

這也就是前面提及，給藥單位應主動提供聯絡電話的原因。領藥回家後，如再發現任何問題，皆可電話詢問藥師。這些用藥後產生的異常問題，有可能是藥物過敏或藥物副作用，當然也有可能是吃錯藥了！

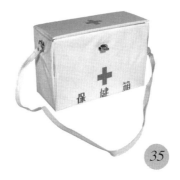

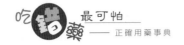

4. 如何處理藥物過敏或副作用？

　　如果不幸產生藥物過敏或藥物副作用，除了趕快就醫將傷害減至最低外，還必須記得將肇事的元兇抓出來，亦即將藥名抄在您隨身的小本子中。以後，不論去其他任何地方就醫或去藥局買藥、領藥，都必須主動告知醫療人員這個訊息。

　　當人體初次接觸過敏原時，產生的過敏反應可能不致太厲害，但體內的免疫機制會被啟動，產生抗體，如果下次又吃了這種藥，甚至會產生交叉過敏的另一類藥，引發的過敏反應會愈演愈烈，甚至危及生命安全。

　　所以，一旦確知對哪一類藥過敏，醫師都會明顯記載在病歷首頁，提醒所有醫師注意。但是，如果常常換醫院，或習慣自行買藥服用，這方面的把關，就只能靠您自己了。

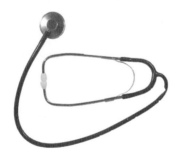

5.遵醫囑用藥

俗語說「久病成良醫」，久病真的能成良醫嗎？如果答案是肯定的，面對台灣這麼多的慢性病患，台灣的醫生恐怕要面臨失業的壓力了！

在台灣，一般民眾常有一些似是而非，甚至互相矛盾的用藥觀念，如：「藥吃多了不好，能少吃，儘量少吃。」由於這種觀念，許多人不按醫囑用藥，自行減量服用，甚至停藥。如此一來，輕則延誤病情，重則致命，遵醫囑用藥的重要性，不容小覷。

一般最常見的例子，是抗生素與抗黴菌藥物的使用，許多患者在症狀緩解後，自行減量服用，甚至停藥，造成疾病復發，且易產生具有抗藥性的菌種。這道理就如同「斬草不除根，春風吹又生」一樣，但是當這些「春風吹又生」的菌種，已對原來「斬草」的工具產生抗藥性時，醫師就只得另尋利器。雖然不斷有新的抗生素被研發出來，但藥品研發速度，往往遠不及菌種對各種藥物產生抗藥性的速度。長此以往，人類可能很快叫要面臨不懼怕任何藥物的「超級無敵菌種」。

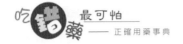

6.忘記服藥怎麼辦？

　　忘記服藥了，如果想起來的時候才剛過服藥時間不久，則應立即補服。若已接近下次服藥時間，則不可再服藥，等到下次服藥時間再行服藥，千萬不可自行服用雙倍的藥量。

7.藥吃完了，還需要看醫生嗎？

　　這個問題通常在就醫時應該詢問醫師。如眾所周知，高血壓、糖尿病等慢性病患者必須長期吃藥，藥吃完了當然必須再就診取藥，順便讓醫師做例行檢查，確定病情控制是否良好。其他如扁桃腺炎、風濕性心臟病、肺結核等都須完成一定的療程才能見效，也必須按醫囑回診取藥。

　　至於一些症狀治療的藥物，如感冒時治療鼻塞、流鼻水、頭痛、咳嗽等症狀的藥品，藥吃完了，若症狀也消除或緩解了，就不需要再看醫生了。反之，用藥後若有什麼不舒服或病情有何變化，即使下次約診時間還沒有到，仍然應該提前回診或打電話詢問藥師或醫師。

8.相同的藥可否自行購買續服？

　　許多慢性病的患者都會覺得花了這麼多的時間掛號、候診，結果醫師只花了短短幾分鐘，問一下有沒有哪裡不舒服，然後又開一樣的藥，似乎很浪費時間，既然每次都開一樣的藥，何不自行到藥局購買續服不就好了？何必這麼麻煩，每次看醫生呢？

　　曾經有一位老先生，身體非常好，80歲了還每天下田工作，因為他兒子想請菲傭幫忙家務，需要開立醫療診斷書，而帶老先生來醫院掛號看診。醫師聽診後，也是問一下有沒有哪裡不舒服？再聽一下患者一般生活上的描述，竟建議立即排心導管檢查，還真查出有三條血管阻塞呢！

　　這個實例告訴我們：專業的事留給專業的人去判斷，有時我們以為生活上的小毛病，卻是致命危機的先兆，我們以為很嚴重的問題，卻是醫療上危險性很低的小事情。

　　慢性病患每月回診，主要是讓醫生巡一下病情，判定藥物控制是否良好？病情是否有變化？再決定處方需不需要變更。

　　若長期處方同樣的藥，表示病情穩定，藥物控制良好。現在的健保規劃中，也有所謂的「慢性病連續處方籤」的設計，對於高血壓、糖尿病等慢性病患者，如果病情穩定，藥物控制良好，醫師可以一次處方三個月，患者須分

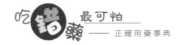

三次調劑，每次調劑30天份，但可自由選擇調劑處所，且免繳部份負擔。

9.可以自行購買廣告藥嗎？

在談這個問題前，首先，大家必須先對藥品的分類有所認識。

藥品一般可分為成藥、指示藥及處方藥，按法令規定處方藥是不能廣告的，所以一般所謂的廣告藥，應是指作用比較輕微的成藥等。一般非嚴重性的疾病，是可以先使用作用比較輕微的成藥處理，如果療效不彰或病情有變化，則應迅速就醫。

然而，一般民眾很難有足夠的常識來判斷，此種情況屬非嚴重性疾病，先用成藥即可，或在使用成藥數天後，判定療效不彰，應迅速就醫。同時，在台灣，隨處可見誇大不實的藥物廣告，一般民眾在眼花撩亂之餘，應如何判斷呢？

這個問題，在理論上，應該由開業藥師負起專業判斷的角色，即使顧客只是指定要買某一廣告藥，藥師仍應提供藥物諮詢服務，必要時，甚至「把生意往外推」，建議顧客不要購買此藥，應迅速就醫。然而，在藥師專業形象仍未全面建立的今天，一般民眾仍有「藥師只是賣藥的商

人而已」的印象，商人不都是唯利是圖的嗎？真的能站在顧客的立場，提供中肯、經濟的建議嗎？

建議大家，不妨在社區中住家附近，尋找既具專業水準，又有服務熱忱的藥師藥局，建立「家庭藥師」的觀念，一家大小有關醫療諮詢的事就找他。但須注意，選擇您信賴的人，避免反而變成被不當推銷的肥羊。另外，各大教學醫院也都有免費的藥物諮詢服務，這也是另一個可選擇的地方。

同時，本書最後面附錄有市面常見廣告藥物的相關資訊，可提供作為讀者參考。

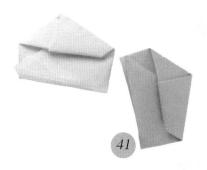

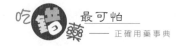

10.藥物的交互作用

　　藥物的交互作用，輕微的可能影響療效，嚴重的可能致命。國外就曾有因為併用抗黴菌藥與第二代抗組織胺，造成心律不整而致死的悲劇。

　　產生藥物交互作用的原因很多，大致有三：

(1)有的是因為兩個化合物互相作用。

　　如：互相結合產生沉澱或酸鹼中和，影響療效等。

(2)有的則是因為，兩個化合物互相競爭代謝或排瀉途徑所需的酵素。

(3)或者是互相競爭發揮作用的受體，而產生藥物交互作用。

　　藥物交互作用的結果，可能使藥效增強，造成藥物中毒，或使藥物副作用增強。上述造成心律不整而致死的藥物交互作用，即為兩個藥品互相競爭代謝途徑所需的酵素，而使代謝減緩，體內藥物濃度增加，心臟副作用增強，引起心律不整，進而休克死亡的結果。

　　有的藥物交互作用造成藥效降低，如：某些抗生素若與胃藥併服，會喪失大部份的藥效，病情因此無法控制，且易使細菌產生抗藥性。

　　藥物的交互作用，多而複雜，即使是專業人員也無法

全部熟記，且國人常隨意到各個醫療院所就診，重複用藥情形嚴重。有些診所更不會將藥名告訴患者，要確認各藥品之間是否有藥物交互作用，更是難上加難。

例如，前述致命的藥物交互作用，如果患者是分別到不同的醫療院所就診不同的疾病，甲醫院因患者黴菌感染而開抗黴菌藥，是絕對正確的處置；乙診所因患者鼻塞、流鼻水，開第二代抗組織胺給患者，也是正常的處置。但二者併用的結果，患者卻可能因而喪命。

這樣的悲劇，到底應如何避免呢？理想的做法，是利用前面提過的「家庭藥師」的觀念來避免。不論你去何處就診，一律索取處方籤回到住家附近的保險藥局調配，由於有個人的藥歷建檔，藥物交互作用一覽無遺。但前提是，找個專業上可信賴的保險藥局。

另一種方法，就是善加利用各大醫療院所的藥物諮詢服務，將各地所領的藥都給藥師看，或至少報藥名出來供藥師查閱，以確保安全。至於堅持不告訴你藥名的診所，為了您自己的用藥安全，建議您，最好換一家就診。

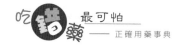

11. 看病一定需要開藥嗎？注射的效果快，比較好？

在門診領藥櫃台，常聽到患者在領到藥後說：「怎麼只有一種藥而已，沒有加胃藥嗎？」，或是：「怎麼只有藥水，沒有吃的嗎？」。

國人常有「看病沒開藥，就好像沒看病一樣」、「吃藥傷胃，一定都要配胃藥」、「注射藥較有效，尤其是吊大瓶的，效果更快」、「藥吃多了不好，能少吃就少吃」等錯誤的用藥觀念，也常見「過來人」好心的把自己的藥和好朋友分享。

事實上，看病不一定需要開藥，如外科手術後，傷口無感染之虞的患者，或在醫師檢查後沒有大礙的患者。其實，有許多小感冒靠人體免疫力即可慢慢復元，也可以不用吃藥，但醫師往往遷就民情，仍開一堆症狀治療的藥，最後大多被擱在一邊兒，或者等下次感冒再吃，或者在親朋好友感冒時貢獻出來，再不然就成了家庭常備藥箱中的壓箱寶了。

在一次國際藥學會議中，曾經看過某歐洲國家做的研究，他們宣導全國民眾將家中剩餘的藥品拿來各社區藥局，由藥師幫忙檢視。結果發現，民眾家中剩餘的藥品種類、數量都很驚人，且這些藥品大都已經過期，品質堪

44

虞。國內雖無類似的調查，但以健保藥品耗用量年年增加，及國人用藥習慣看來，結果恐怕是有過之而無不及。

　　一些局部的疾病，若能用局部作用的藥治療，可發揮最佳藥效，且降低副作用，如：痔瘡、青春痘、眼睛、皮膚等局部感染。所以，未必一定要「吃藥」，才算看病。

　　注射給藥是可使藥物較快吸收的給藥法，但仍屬較具侵入性的方法，不但痛，若消毒不完全且有增加感染的危險性，若不慎給錯藥或發現患者對此藥過敏，可能比較來不及處理。注射途徑也是攸關患者生命的重要因素，曾有患者因醫師錯把「肌肉注射」誤寫為「靜脈注射」，而命喪黃泉。所以，如果非必要，用藥的選擇，仍以局部外用或口服劑型為優先選擇。

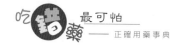

12.吃錯藥，怎麼辦？

(1)如何避免吃錯藥？

　　如何避免吃錯藥？不能只是指望醫療人員不會出錯而已，每天看病吃藥的人這麼多，即使是極低的錯誤率，誰又能平靜接受自己是極低錯誤率中倒楣的受害者？

　　「小心謹慎，有疑必問。」是為自己用藥安全把關的不二法門，千萬不要怕麻煩或不好意思多問。常有患者領藥時問了一堆有關其病情或治療上的問題，問他剛才為何不當面向醫師問清楚？患者常答以醫師太忙，不好意思多問。事實上，提供充分的資訊是醫療人員的專業職責，也是患者的權益，台灣的醫療環境雖仍未臻理想，至少大型教學醫院已提供相關管道，民眾宜善加利用。在此提醒讀者幾種較會危及性命的給藥錯誤案例，給非專業人員的各位讀者知曉，應如何提高用藥警覺？

【案例一】幼兒糖漿劑量2.5cc，批價員誤輸為25cc，藥師未能即時發現，造成藥物過量，送急診急救。

【案例二】醫師處方幼兒退燒糖漿一天4次，每次4cc，批價員誤輸為同成份的成人藥錠一天4次，每次4粒，藥師未能即時發現，造成藥物過量，送急診急救。

　　以案例一而言，即使是大人，藥水內服劑量也是10、15或20cc，更何況是數月大的幼兒？一瓶60cc的藥水，若

每次喝25cc，豈不只夠吃二次？

　　案例二也是類似的情形，即使是大人，也很少一種藥一次吃4粒，更何況是小孩。如果覺得可疑，再和藥師確認疑點，就可以避免不幸。

　　除了給藥劑量錯誤易造成不幸外，另外較可能因用藥錯誤造成生命威脅的藥品，除了由醫護人員投予的注射藥、麻醉藥外，最常見的就是口服降血糖藥。

　　未患糖尿病的患者，若誤服降血糖藥，會造成血糖偏低，若未即時發現又繼續誤服，易造成休克，甚至死亡。有些案例，就是因藥師拿錯口服降血糖藥，患者又以為疲倦、出汗等症狀是生病的正常現象，而疏於警覺，導致休克送醫急救的情形。

　　此類錯誤，很難防範，但仍有幾點可以注意，如：

A.要求藥名標示，必要時可據以請教第三者，防範錯誤。

B.請藥物諮詢服務藥師為您說明藥物用途，想想是否與本身的疾病或症狀有關，必要時可再回診間詢問醫師，或許會發現處方錯誤情形。

C.用藥後若有不適，應再電話詢問藥師。吃錯藥的原因，除了前述原因外，患者本身的因素也有，尤其是年紀大的老人家，常常看不清楚藥袋上標示的用法而吃錯藥，一天吃一次的藥，吃成一天四次。回診時跟藥師抱怨上次領的藥短少很多，經藥師仔細地詢問，才知吃錯劑量

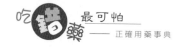

了。面對日趨高齡化的社會，這種情形日後恐怕只會增加不會減少。除了呼籲為人子女者，多多關心父母用藥外，提供老年病患「頓服包」的給藥方式，或許將來應納入考慮。也就是將每一頓要吃的數種藥包成一包，方便老年人按序一次一包，不致吃錯藥，但相對較耗費藥師的人力及時間。

其他要注意的就是誤食，藥品應放在密閉容器，避光避熱保存，更須放在小孩無法取得的地方，以避免誤食，發生藥物中毒。平日多一分小心，用藥安全有保障。

(2)藥物中毒的一般處理原則

當不小心誤食藥品或因給藥錯誤而吃錯藥了，一般的處理原則如下：

A.先搞清楚吃下去的是什麼藥？不同種類的藥物危急性及處理的方式會有所不同，這也就是前面所強調的「患者有知的權利，醫療院所應該提供藥名」的原因之一。

B.可打電話給毒物中心或各醫院藥物諮詢專線，將誤食的藥名及吃入的量告訴專業人員，再依指示，是否先做基本處置或是否須緊急送醫。前述誤服降血糖藥的案例言，若即早發現，只須立即給予糖果即可緩解症狀。

C.催吐、洗胃，甚至血液透析，是醫院處理藥物中毒的一般方法，但有些藥品有其特定的解毒劑，若能及早知道中毒藥品的藥名，對症下藥，才不致延誤治療時機。

PART ·3·

常見用錯
藥物剖析

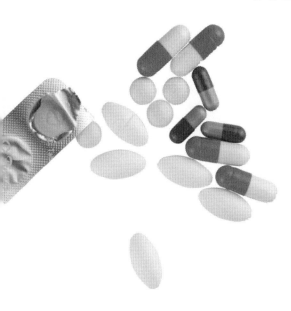

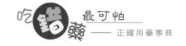

　　藥物進入人體後，須在一定的有效濃度內才能發揮療效，濃度太低無法發揮療效，濃度太高發生副作用甚至毒性的機率，相對提高。此種介於最低有效濃度與會產生毒性的藥品劑量的範圍，稱為藥品的治療指數或安全範圍，此範圍愈大的藥，使用上愈安全。

　　依藥物安全範圍的大小，衛生署藥政處將其分類為處方藥、醫師藥師指示藥及成藥。處方藥，須有醫師處方才能販賣或調劑；醫師藥師指示藥，則在醫師或藥師的指示下，患者可以自行購用；而成藥在百貨公司、超商皆可販賣，民眾如有需要可自行購用。

　　然而，在台灣，大家也都知道的是，規定從嚴，執法從寬。所以，處方藥沒有醫師處方仍可輕易買到，即使是國內尚未核准的藥，甚至列管的禁藥、安眠藥，一樣容易

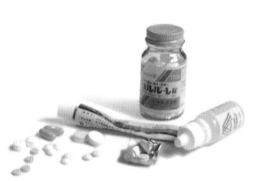

購得。因此，本章將就市場上民眾常自行購買使用的藥物，舉例說明，期望讀者可以就此提高對藥物使用的警覺。

1.威而剛

　　這個風靡全球的藍色小精靈，真的是未上市先轟動，各種媒體每天報導追蹤，更造成民眾好奇的心理，國內尚未核准前，水貨早已充斥各藥局，甚至還查獲偽藥。

　　不知是價格因素，或者是大家對性功能障礙仍「諱疾忌醫」，寧可到藥局私下購買，威而剛正式核准上市後，正常由醫師處方調配的量，遠低於預期。由於媒體的炒作，讓人們對威而剛有更多的好奇與遐想。事實上，它和其他的醫師處方藥一樣，是經由嚴格的藥品審查制度核准上市，用於治療陽痿這種疾病的藥。

　　威而剛並不是春藥，它的作用機轉是抑制一種分解c-GMP的酶，而c-GMP正是當人體受到性刺激後，造成陰莖海綿體內平滑肌舒張使血管充血的物質。威而剛使c-GMP的分解受到抑制，陰莖海綿體內充血含量上昇，而達到治療勃起困難等性功能障礙的目的。由前所述可知，要使威而剛產生治療效果，性刺激是必要的。

　　就如同一般的用藥觀念，威而剛也有副作用及使用上的禁忌症。不過，其副作用通常很短暫，屬輕微到中度性質，如：頭痛、潮紅、消化不良、鼻塞、尿道感染、腹瀉、異常勃起，或勃起時間過長，及視覺異常等。

　　威而剛不適用於女性、兒童；除非有特別原因，重度

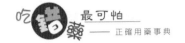
肝功能不全的患者，也禁止使用威而剛。

由於威而剛會促進硝酸鹽類的降血壓作用，二者不可併用。除此之外，下列幾種疾病患者也屬於不可併用威而剛的禁忌症：

（1）過去六個月內，曾發生心肌梗塞、中風，或危及生命的心律不整。

（2）休息狀態下，血壓太低（＜90/50mmHg）或太高（＞170/100mmHg）的患者。

（3）心衰竭或冠狀動脈疾病導致不穩定性心絞痛的患者。

（4）色素性視網膜炎患者。

（5）由於有報告在使用威而剛後，出現短暫的暈眩及視力受到影響，尤其是使用100毫克劑量時，故對於駕駛或操作危險機器的患者，應特別注意，避免使用。

2. RU486

RU486，即俗稱的事後避孕丸，以往除了事先防範有口服劑型的避孕藥外，事後若確知懷孕，就只有人工流產手術一途。所以，RU486口服事後避孕丸的發明，大幅提高了使用方便性，也造成台灣未准先轟動的情形，違法販賣及使用更是猖獗。

RU486成份是MIFEPRISTONE，是一種黃體受體的拮抗劑，可用於終止早期妊娠。它也具有很強的抗糖質類固醇的作用，而對Cushing's Disease(庫欣氏症)的治療有效。在懷孕56天內服用，通常可達立即墮胎效果，且一般無需另外以手術取出妊娠殘留組織。

大致而言，在專業醫師嚴密監測下，RU486是一個安全且有效的墮胎藥，但仍有可能發生大量子宮出血或墮胎失敗。如果私自購買服用，若發生大量子宮出血或胎盤滯留子宮未排出，都可能危及生命，不可輕忽！

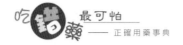

3.減肥藥

「女性的錢最好賺」，除了維持美麗外表，花費在化妝美容保養及服飾珠寶等方面外，更為了維持魔鬼身材，花費在減肥藥方面的金額，也是非常可觀的。近年來所謂的「雞尾酒減肥藥」更是風靡全台，一次看診索價好幾千元，一個月花費上萬元，大家仍是趨之若鶩，直到陸陸續續出現某些問題，其熱賣的氣勢才稍減。

事實上，減肥的原理不外乎，如何減少進食、減少吸收，及清除已積存體內的油脂等幾種方式。目前國內核准合法的減肥藥只有三種：PPA(Phenyl Propanolamine)、羅氏鮮（Xenical），及諾美婷(Reductil)。其中PPA及諾美婷都有抑制食慾的作用，但作用機轉略有不同。

(1) PPA

PPA屬於交感神經作用藥物，雖然可抑制食慾達到減肥的目的，但有造成血壓升高的副作用，甚至有因而致死的案例，有些國家已禁止使用。

(2)諾美婷(Reductil)

諾美婷的作用類似一種廣泛使用於治療憂鬱症的「百憂解」，藥廠本來是要研發新的抗憂鬱症的藥，卻發現其療效無特殊性，但抑制食慾的「副作用」較強，因而轉朝抑制食慾的減肥用途去發展而成功上市。許多不標明成分

的「減肥藥」，裡面就添加了非原廠的抗憂鬱劑，成分與「百憂解」相同但價格便宜很多，就是取其抑制食慾的「副作用」來減肥。

雖然這些抗憂鬱藥劑與諾美婷在藥理作用機轉上為同類品，但前者是以抗憂鬱劑申請上市，只有用在治療憂鬱症是合法的適應症，後者則是以減肥為合法適應症，若民眾自行購買藥品使用於非法定適應症而產生了藥害，是無法獲得藥害救濟賠償的。

(3) 羅氏鮮（Xenical）

另外，羅氏鮮（Xenical），就是俗稱「藍色小精靈」的——讓你酷，其成份Orlistat是一種非全身性的消化道脂肪消化酵素抑制劑，能降低飲食中脂肪的吸收，可用於肥胖及高脂血症治療上面。

羅氏纖口服幾乎不吸收，大部份經由糞便排除，主要是藉由與消化道中胰臟及胃的脂肪消化酵素結合，形成無活性的中間產物，而不可逆的抑制這些脂肪消化酵素的作用，達到抑制脂肪吸收的目的。

使用羅氏纖的副作用通常局限在胃腸道方面，包括軟便、油便、腹痛、惡心、嘔吐等。羅氏纖也會降低血中脂溶性維他命的量，尤其是維他命E，有些患者可能因此需補充脂溶性維他命。

這個藥品之所以風靡，主因現代女性殷切需要有效的

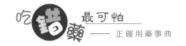

減肥良藥，最好是不需流汗、不需忌口，只是吃藥就能輕鬆達到瘦身的目的，而這也就是仕女們對這個藍色小精靈的期待如此大的原因。

早期的減肥藥，其作用機轉大多是作用在中樞神經抑制食慾，往往較多副作用。羅氏纖則開創了另一類的減肥機轉，且目前可知的副作用還算輕微，但要注意羅氏纖是抑制脂肪吸收。研究顯示可抑制達33% 的脂肪吸收，如果毫不限制的吃入大量脂肪，即使仍抑制了33% 的脂肪吸收，仍有67% 大量脂肪被吸收，且羅氏纖對開始用藥前即已堆積在體內的脂肪並無作用。另外，由於服藥後體重減輕，如果患者還有併用其他藥品，其劑量可能需要調整。

羅氏纖一般建議一天三次，在三餐中或餐前或餐後立即服用一顆，以降低食物中脂肪的吸收。羅氏纖必須配合富含蔬果且控制卡路里量的均衡飲食，其中30% 的卡路里量來自脂肪，患者每日攝入的脂肪、碳水化合物及蛋白質須均衡分布於三餐，藥品也就配合三餐使用，且餐與餐之間不可再吃含脂肪的點心，如巧克力等，如此藥效最好。

羅氏纖必須在飲食中有脂肪存在時，才能產生藥效。所以，如果一頓主餐未吃或吃不含脂肪的餐，就不必吃羅氏纖。

4.維他命

一般人常把維他命當成補藥來吃，到底維他命是什麼？可以隨便吃嗎？

維他命是一種輔助酵素，人體內有很多的生理反應須有它們的存在，才能順利進行，但需要量不大，一般從正常飲食中就能獲得足量。維他命可分為水溶性維他命及油溶性(脂溶性)維他命，維他命A、D、E、K為油溶性維他命，維他命B群及維他命C等為水溶性維他命。

一般須建立的有關使用維他命最基本的觀念就是：

（1）維他命很重要，是不可或缺的，但需要量不大，從正常均衡的飲食中就能獲得足量，毋需刻意從藥丸補充。

（2）水溶性維他命由尿液中排除，較不會有過量積蓄之虞，但過量仍是不必要的浪費。長期過量服用油溶性維他命，會造成油溶性維他命積蓄在體內，產生中毒現象，須小心使用。

（3）各種維他命有其每日建議攝取量，並非攝取愈多愈好，或國外進口的一定比國產的好，不同藥廠的產品單位含量不同，應比較其含量與價格，並參考每日建議攝取量來購買，而不是一定要買「高單位」維他命。

下面列出衛生署公告的「各種維他命每日建議攝取量」

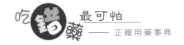

供參考,並例舉幾種國人常服的維他命,加以簡述說明。

維他命 單位	維他命A (I.U)	維他命D (μg)	維他命E (mg α-T.E)	維他命B1 (mg)	維他命B2 (mg)	維他命B6 (mg)	維他命B12 (mg)	維他命C (mg)
1歲	3800	10	5	0.6	0.7	0.8	0.7	40
35歲	4200-5000	5.0	10-12	1.0-1.2	1.1-1.3	1.4-1.6	2.0	60
70歲	4200-5000	5.0	10-12	0.9-1.0	1.0-1.1	1.4-1.6	2.0	60
懷孕初期	0	0	0	0	0	0.2	0.2	0
懷孕第2期	0	5	2	0.2	0.2	0.5	0.2	10
懷孕第3期	850	5	2	0.2	0.2	1.0	0.2	10
哺乳期	3000	5	3	0.3	0.3	0.5	0.6	40

衛生署公告的各種維他命每日建議攝取量

(1)維他命E

維他命E是一種抗氧化劑,詳細的生化機轉尚未明瞭。維他命E能保護不飽和脂肪酸和其他對氧敏感的物質使其不被氧化,也能抑制有害人體的自由基的產生,維持皮膚及血球細胞的健康。

有研究顯示,維他命E 還能抑制血小板的凝集。根據最近的研究顯示,吸菸者若併服維他命E,可降低達20%的肺癌罹患率,對於菸齡少於40年且菸癮不大者,降低幅度更大,可達30~40% 。

不同旋光結構或鹽基的維他命E有不同的藥效強度,

這也是坊間含量、價格混亂的主因，下表是各種維他命E依活性換算成標準化國際單位 (IU)。

1mg dl-a-tocopheryl acetate = 1 IU
1mg dl-a-tocopherol = 1.1 IU
1mg d-a-tocopheryl acetate = 1.36 IU
1mg d-a-tocopherol = 1.49 IU
1mg d-a-tocopheryl acid succinate = 1.21 IU
1mg dl-a-tocopheryl acid succinate = 0.89 IU

　　服用維他命E 過量容易導致疲倦、惡心、頭痛、腹瀉、脹氣、虛弱、視力模糊和皮膚炎等。維他命E的食物來源，最便於取得的就是植物油。

（2）維他命A

　　維他命A能幫助視紫質的形成，使眼睛適應光線的變化，保持上皮組織功能，維持皮膚及黏膜健康，幫助牙齒、骨骼生長發育。大家較熟悉的 β-胡蘿蔔素就是維他命A的前驅物，可轉變為維他命A。

　　維他命A的食物來源廣泛，動物性來源，有肝、腎、蛋黃、魚、奶油等；植物性來源更多，如胡蘿蔔、菠菜、芥菜等黃綠色蔬菜，都富含維他命A。

　　維他命A為油溶性維他命，90% 儲存在肝臟，過量時會有皮膚乾燥、頭髮脫落、關節疼痛、皮膚出現黃疸等症狀。

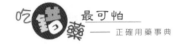

（3）維他命D

維他命D能促進鈣、磷的吸收利用，幫助維持神經、肌肉正常生理，及骨骼、牙齒的生長發育，也具有幫助維持正常血鈣濃度的作用。

正常人經由皮膚日曬即可自行製造生成維他命D，一般毋需特別補充，但停經後婦女因骨質流失，導致骨質疏鬆症，除補充鈣質外，也需適量補充維他命D，以幫助鈣的吸收利用。

維他命D為油溶性維他命，過量服用會積蓄在體內，造成高鈣血症、食慾減退、嘔吐、體重減輕、尿毒，及柔軟組織鈣化、血壓升高等副作用。少數食物中亦含有維他命D，如蛋黃、肝、魚肝油等，尤其是比目魚及鱈魚魚肝油中含量較高。

（4）維他命C

維他命C是人體必需的營養成分。它是細胞氧化還原作用上重要的角色，促進膠原的形成，構成細胞間質的成分，維持體內結締組織、骨骼、牙齒的生長。不過，高劑量維他命C可能會引起腹瀉，及草酸鹽或尿酸鹽腎結石，值得注意。

一般蔬菜水果大都含維他命C，但維他命C在空氣中容易氧化，且製備過程如料理烹煮及儲存等，都會使其含量

漸衰減，故應注意蔬菜勿過度烹煮。多吃新鮮水果，應可
獲得足夠的維他命C。

（5）維他命B12

　　缺乏維他命B12最明顯的症狀就是貧血，維他命B12為
生長、細胞再生、血球生成、合成核蛋白和髓鞘質 (myelin)
等所必需，並能活化 folic acid(葉酸)，輔助酵素，促進紅血
球生成，維持紅血球及神經系統的健康。

　　維他命B12的口服吸收，需有足夠的內在因子(intrinsic
factor)和鈣，對於惡性貧血與腸道吸收不良的病患，除非
同時給予內在因子，否則維他命B12的吸收不佳。

　　懷孕、甲狀腺毒症 (thyrotoxicosis)、溶血性貧血、出
血、癌病及肝腎疾病等患者，維他命B12 需求量會增加。

　　食物來源方面，維他命B12廣布於動物性食品，如肝、
腎、肉及乳品，植物性食品含量較少，素食者一般較易缺
乏，應定期補充。

（6）維他命B6 (pyridoxine)

　　維他命B6是蛋白質、碳水化合物，及脂肪代謝時的輔
助酵素，參與胺基酸的代謝，維持紅血球的正常大小及神
經系統的健康。成人體內的總儲存量為 16~25mg。飲食中
蛋白質量愈多，維他命B6的需要量也愈多。

　　飲食不均衡、藥物 (如：肺結核治療藥—— isoniazid異菸鹼醯

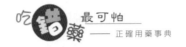

與口服避孕藥)、先天代謝異常等,都可能引起維他命B_6缺乏症。

懷孕與授乳期間維他命B_6的需要量增加

長期使用高劑量維他命B_6,可能引起運動失調和感覺神經病變。有基因缺陷或併用 isoniazid(異菸鹼醯)或口服避孕藥者,維他命B6的需要量較高。

食物來源方面,牛肝、麥芽、豌豆、花生、香蕉等,都含有維他命B_6。

(7)維他命B_2

維他命B_2缺乏症的症狀有角膜內血管形成、唇病(cheilosis)、舌炎(glossitis)、皮膚皺摺處的脂漏性皮炎(seborrheic dermatitis)。角膜內血管形成通常會伴有搔癢、灼熱感、眼瞼痙攣和畏光。國人一般的營養攝取狀況,維他命B_2經常不足。在食物來源方面,動物內臟富含維他命B_2,尤其是肝臟。

(8)維他命B_1

維他命B_1為碳水化合物代謝過程中的必需因子。碳水化合物攝取量愈高,需要量愈大。缺乏維他命B_1 會引起腳氣病 (beriberi)、濕性腳氣病 (wet beriberi) 和 Wernicke's 腦病變。

副作用有溫熱感、搔癢、蕁麻疹、衰弱、盜汗、惡

心、焦慮、喉嚨緊繃感、血管神經性水腫、發紺、肺水腫、腸胃出血、心臟血管虛脫和死亡都曾被報告過。

維他命B$_1$廣佈於動植物中，麥芽、豌豆粉、黃豆粉、豬肉及牛奶中都含有。

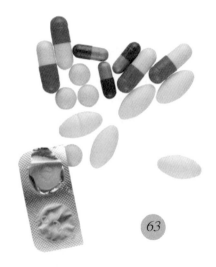

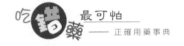

5.礦物質

人體除了需要維他命以外，礦物質也是不可或缺的。諸如：鈣、鐵、碘、鎂、鋅等都是很重要的礦物質，就如同維他命一樣，礦物質雖然是不可或缺的，但也是微量即可，不可過量，過量會有中毒之虞。

（1）鈣質

鈣是構成牙齒和骨骼的主要成分。控制細胞通透性，幫助血液凝固，維持心臟、肌肉正常收縮，及神經的感應性。

成人每日建議攝取量約600 毫克，發育期的青少年每日建議攝取量約700~800 毫克，懷孕第二、三期及哺乳期，或四歲以下嬰幼兒，每日建議攝取量約500毫克。

牛奶是很好的鈣的食物來源，以往因國人較不習慣常喝牛奶，導致鈣的吸收量普遍不足，易造成更年期婦女骨質疏鬆症的問題。

市面上有很多鈣的補充劑，或稱為鈣片，不但種類、品牌繁多，價格更是五花八門，有的一顆不到一元，有的一顆要數十元。民眾到底應如何選購呢？

一般市面上鈣片的成分大致有碳酸鈣、醋酸鈣，或草酸鈣。廠商可能會強調其產品來源的珍貴，如「天然珍珠貝」等等，或強調他的成分是醋酸鈣，比較好吸收。其

實，這些都是可抬高售價的最好藉口與說詞。

因為事實上，各大醫院普遍使用的碳酸鈣錠劑就是便宜又好用的鈣質補充劑，不論是本國藥廠人工合成的碳酸鈣，或是號稱國外進口，來自「天然珍珠貝」的鈣質，吃進人體後，其功能相同。

另外，有些產品強調添加了活性維他命D3，售價不斐，這又是怎麼回事呢？

如前面維他命D所述，維他命D可幫助鈣的吸收，一般人經由皮膚日曬，即可自行產生維他命D，而這個維他命D嚴格來說是維他命D2。維他命D2在體內必須再分別經由肝臟及腎臟兩者的代謝作用，轉化為維他命D3，才能被人體吸收、利用。

對於一般肝腎功能正常的人而言，如果需要另行補充維他命D，也是選用價廉物美的維他命D2即可，至於根本不缺維他命D的人而言，直接補充單一成分的鈣片即可。

(2)鐵質

鐵是組成血紅素及肌紅素的成分。缺鐵最主要的影響，就是造成缺鐵性貧血。成人每日建議攝取量約10毫克，但懷孕第三期及哺乳期，須補充到每日30毫克的量。

鐵劑一般建議空腹服用，吸收較好，但常有患者無法忍受其對胃的刺激性，甚至一吃就吐，對於此類患者，可

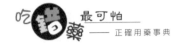

改為飯後服用，或試用一種巧克力口味的鐵嚼錠，或許能改善。

鐵劑不可與茶併服，如欲與其他藥品併服，也須事先詢問醫師或藥師，以免發生藥物交互作用。

(3)碘質

碘是合成甲狀腺激素的主要成分，可維持正常生長、發育、神經肌肉功能，與代謝率。成人每日建議攝取量約90~110微克，海帶、紫菜等是大家熟知的碘的食物來源。

(4)鎂質

鎂也是構成牙齒和骨骼的成分的一。它參與醣類的代謝，與鈉、鉀、鈣共同維持心臟肌肉及神經等的正常功能。

(5)鋅質

鋅是胰島素及多種酵素的成分之一。它參與核酸及蛋白質合成，以及能量的代謝。

6.補肝藥

　　國人罹患肝疾的比例偏高，早期可能是因為肝炎帶原者較多的緣故，後來政府規定新生兒全面免費注射肝炎疫苗，已大幅改善肝炎帶原的問題，但國人性喜乾杯及亂吃成藥、秘方而傷肝的情形，仍時有所聞。隨之而來的，就是大肆喧染能使人生變彩色的補肝藥大行其道。

　　如前面章節所述，肝臟好比是人體內的解毒工廠，除了少數例外，幾乎所有進到人體內的東西，都要經過肝臟代謝後轉為營養素被吸收，有害物質則轉為毒性較小的廢物，再排出體外。例如：酒精在肝臟會先轉變成乙醛，再被代謝成乙酸，再經由腎臟排出體外。若短時間大量飲酒，會造成有害人體的乙醛積蓄在肝臟，來不及代謝成乙酸，而真正是飲酒傷肝。

　　有些會有肝毒性的藥品，如大家所熟知的廣告藥「普拿疼」，也是在肝臟會先轉變成有肝毒性的中間代謝產物，再被代謝成毒性較小的成份排出體外，小量按醫囑使用沒有問題，若因誤食或自殺服用大量，則須立即送急診處理。

　　市售的強肝解毒劑，大多是含有肝臟用以代謝解毒的酵素成分，初期或許有些助益，但當須代謝的有毒中間代謝產物過多，此代謝解毒的機轉已過飽和時，吃再多的補

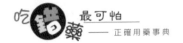

肝藥，也無濟於事。反之，一般正常人也毋需刻意多喝強肝口服液來幫助肝臟代謝，否則可能反而加重肝的負擔。

另外，有些補肝藥標示成份都是些動物肝臟抽取物，售價昂貴，但銷售情形非常好，或許是國人「吃肝補肝，吃腦補腦」的觀念使然吧！有些肝病並無特定治療藥，為了國人「生病哪有不吃藥的！」觀念及心理支持作用，醫師也許會處方些維他命或稱為補肝藥的安慰劑，在花大筆鈔票購買此類產品前，最好先看清楚標示成分並請教醫師或藥師，才不會被聳動的廣告詞所迷惑，被當成了凱子！

7.止痛、消炎藥與退燒藥

　　止痛、消炎藥與退燒藥是一般民眾最常接觸的藥品，尤其是家有幼兒的家庭，更是三不五時需要用到退燒藥，使用這些藥品是否很安全？有無應注意事項？

　　一般我們常說的止痛、消炎藥與退燒藥，其實是兼具止痛、消炎與退燒功能的同類藥品，也就是「非類固醇類消炎止痛藥」，簡稱NSAID，大家所熟知的「阿斯匹靈」就屬此類。

　　這類藥品種類繁多，臨床上使用非常普遍，舉凡肌肉痠痛、風濕痛、關節炎、手術後消炎止痛等等，都會用到此類藥品。也由於臨床上廣泛大量使用這類藥品，使得大家對其副作用易掉以輕心。這類藥品共同常見的副作用就是對胃腸具有刺激性，甚至會造成潰瘍、出血及腎毒性。尤其是胃腸方面的副作用，臨床上，因使用此類藥品導致胃潰瘍出血的案例，時有所聞。

　　雖然拜科技進步之賜，已有副作用較小的新藥研發出來，但本身有潰瘍病史或胃不好的患者，及腎功能不佳者，使用此類藥品時，仍須非常小心，尤其須告知醫師，以為處方用藥選擇的重要考量。

　　至於退燒方面，首先，家長須瞭解『發燒』是身體發出的警訊，是一種症狀而不是一種疾病。當孩子發燒時，

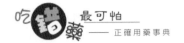

不是立即給予家中常備的退燒藥即可，應該帶孩子就醫，以避免延誤治療時機。

許多病毒感染導致的高燒，往往會持續數天，並非一吃藥就馬上會好了，所以醫師除了處方口服退燒藥，一天吃4~6次外，常會再處方肛門退燒塞劑，註明『需要時使用』，也就是當按時吃藥後，肛溫或耳溫仍高燒達38.5℃以上，則須再加用一次肛門塞劑。肛門塞劑不可短時間內連續使用，每次至少須間隔4~6小時。

當孩子發燒時，除遵醫囑按時吃藥外，應輔以物理性退燒方式，如：睡冰枕、用溫水擦澡，及鼓勵病兒儘量多喝水等，若仍高燒，才再給予肛門塞劑。醫院常處方的小兒高燒時使用的退燒肛門塞劑（或稱栓劑），就是前述的NSAID類藥品的一種。

早期小兒退燒常用「小兒溫刻痛」，其成分是100毫克的阿斯匹靈，後來研究發現，幼兒因水痘等病毒感染導致的高燒，若用阿斯匹靈退燒有引發「雷氏症候群」的危險，故現在都改以「小兒普拿疼」來退燒。退燒肛門塞劑也避免使用含阿斯匹靈者，而選用NSAID類肛門塞劑。

下面再針對常用的阿斯匹靈及普拿疼，加以說明。

（1）阿斯匹靈

阿斯匹靈是一個很早就有的老藥，但仍是絲毫不會褪流行。以往最常應用的範圍是用於止痛、消炎、退燒方

面，如今用量最大的是在心臟血管預防栓塞方面。前者須使用較大劑量，後者卻是低劑量（100毫克）一天一次使用即可。早期大家熟知的「小兒溫刻痛」，就是先用於小兒退燒方面，後來才廣泛用於心臟血管方面預防中風的慢性病長期使用藥物。很多患者常質疑：「我是大人耶，醫生怎麼開小兒溫刻痛給我？是不是開錯了？」經過藥師說明，才敢放心吃藥。

　　阿斯匹靈成份是一種水楊酸，有抑制prostaglandin(前列腺素)作用，而有止痛、退燒的療效。它亦有抑制血小板凝集的作用，所以能用於預防血管栓塞。最常見的副作用就如同其他非類固醇類消炎止痛藥，會有胃刺激性，甚至造成潰瘍，有潰瘍病史的患者須小心使用。

　　其他須注意的是，阿斯匹靈若用於小兒病毒感染引致的高燒，有可能會引發雷氏症候群。所以，一般病毒感染造成的高燒，不建議用阿斯匹靈為退燒藥，而多改用「普拿疼」這類的藥品。不久前國內就發生一例小兒用阿斯匹靈退燒而致死的案例，值得國人警惕。

（2）普拿疼（Acetaminophen）

　　本藥品具有退燒、止痛的作用，但不屬於非類固醇類消炎止痛藥，較沒有抗發炎的作用，由於阿司匹靈可能與小兒產生雷氏症候群有關，且較傷胃，所以普拿疼幾乎已全面取而代之，成為首選的退燒、止痛藥 。但其止痛效果

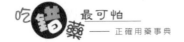

並不太強，常用於一般性的頭痛、牙痛等方面，若是嚴重的風濕痛，癌症疼痛等，則不適合。生理痛與體內的前列腺素增加有關，故使用有抑制前列腺素作用的非類固醇類消炎止痛藥效果較好。

前一陣子，報載有人用普拿疼配合酒精來自殺。主要是本品在體內是經肝臟代謝，其代謝過程中的中間產物具有肝毒性，若一下子吃下大量的普拿疼，肝臟代謝的酵素來不及進行代謝解毒的工作，會造成中間有毒的代謝產物積蓄肝臟而產生副作用，一般不建議患者連續使用本品超過10天以上，本身肝功能不佳的患者，若須使用本品時，也須特別小心。

8.活性碳

　　最近廣告上常見一種號稱替人體排毒的活性碳膠囊——諾得膠囊，到底一般人需不需要特別買來吃呢？

　　活性碳就是一種「碳」，在醫療上早已使用多年，常用於急診室的藥物中毒解毒之用。因為它具有吸附作用，可吸附胃中尚未被吸收的毒物，而有解毒作用。但並非對所有的藥物中毒皆有效，如活性碳對腐蝕性物質引起的中毒無效，且對氰化物、鐵鹽、鋰鹽、甲醇、乙醇、乙二醇的中毒，因吸附力差而效果有限，必須併用其他特殊解毒劑治療，如前述的普拿疼中毒，就必須併用硫胱氨酸(N-acetylcysteine)來解毒。

　　活性碳在人體不吸收，口服後經胃到腸，而後排出體外，糞便因而會呈現黑色，就是所謂的「排除體內毒素」。同時，除非與「毒素」在胃中或腸中產生吸附作用，否則對於人體血液中、細胞中、組織中所含有的毒素是不可能發揮吸附解毒作用的。

　　反倒是，若以此為預防保健用品，就要注意，平常如果有服用高血壓、糖尿病等治療藥的話，可能會因活性碳的吸附作用而減低療效，發生危險。

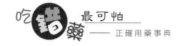

9. 調經丸與避孕藥

調經丸一般用於經期不規則的患者或是因比賽、旅行、婚期，希望提前或延後經期的婦女。要知道其作用原理，須先簡單的了解一下女性的月經週期。

女性的月經週期與體內的荷爾蒙分泌有關。一般以月經來的第一天算起，約在第14天排卵。排卵前，體內女性荷爾蒙及黃體素等激素會漸漸分泌，使子宮內膜增厚，為可能的受精卵著床預做準備，在排卵後，漸達高峰。若卵子未能受精，則黃體素分泌量降低，而使子宮內膜剝落，也就是月經來了。

所以調經的理論基礎就是，投予女性荷爾蒙及黃體素，使子宮內膜維持增生階段，到希望經血來了，才停藥，使體內荷爾蒙量降低，子宮內膜剝落，經期到來。一般在停藥後2天左右，經血會來。同樣的原理也可運用到催經藥，就是投予黃體素後停藥，若未受孕，則在體內黃體素降低時，經血會來，而達到催經的目的。

口服避孕藥基本上也就是調經丸。通常是女性荷爾蒙加黃體素的複方製劑，由於外來添加的女性荷爾蒙及黃體素，破壞了體內原有的作用機制，也就是產生負回饋的作用，反而抑制腦下垂體分泌可促進濾泡成熟進而排卵的激素，因而抑制排卵，達到避孕的目的，當服用21天後停藥

時，體內黃體素含量降低，到第28天經血來潮，故而亦可用於調經（只要不停藥，繼續服用則經血不會來）。

服用口服避孕藥有許多重要注意事項不可不知：

（1）哪些人不適宜或禁止服用？

除了已經懷孕或正在哺乳的婦女不可使用外，有心臟病或凝血方面問題的患者也不建議使用。

（2）服用口服避孕藥有無副作用？

一般較不嚴重的副作用有：感覺臃腫或體重增加、胸部緊脹、隱形眼鏡配戴不適、頭痛、惡心、對光敏感、胃絞痛、疲倦，以及陰道搔癢或分泌物增加等。但若發生下列症狀則須立即就醫：胸部出現硬塊、腿部或胸部疼痛、嚴重性頭痛或突然視覺改變、呼吸困難或短促、皮膚或眼睛泛黃等。

（3）服用時有何應該注意事項？

使用初期(前三個月)，最好併用其他避孕方法，以免意外懷孕。抽菸又併服口服避孕藥會增加中風及心臟病發的風險。如果本身有紅斑性狼瘡、癲癇、氣喘、偏頭痛、糖尿病或憂鬱症，應告知醫師，請醫師判定是否適合用藥。如果連著兩天忘記吃藥，應先找醫師驗孕，才決定是否繼續用藥。停止服用口服避孕藥後，最好再等2～3個月再懷孕。

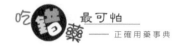

10.褪黑激素（Melatonin）

褪黑激素，顧名思義是人體的一種激素，不是外來的東西，是由腦內松果腺在夜間所分泌。在臨床上，由外在補充褪黑激素可應用於睡眠失調及癌症治療等方面。

褪黑激素口服後很快被吸收，約半小時至2小時內即達最高血中濃度，主要由肝代謝，再經腎排出人體。副作用有：嗜睡、疲勞、頭痛、意識不清及體溫降低等。

人體分泌的褪黑激素，一般認為與人體睡眠規律性有關，並具有免疫刺激的作用，可應用於癌症的治療，但無證據顯示，褪黑激素有預防癌症的作用。目前也有將褪黑激素相關研究應用在避孕方面的構想，但仍在研究階段。

人體中褪黑激素的含量，在白天很低，主要在夜間分泌，故稱為「hormone of darkness」（黑暗的荷爾蒙）。它能促進睡眠，與人體的生理時鐘有關，同時影響人體荷爾蒙規律及體溫，老年人體內褪黑激素的分泌量會降低。

有關褪黑激素的研究都仍在進行中，專家學者對其詳細的作用機轉及療效皆尚未確切瞭解，尤其是療效與用法、用量等方面皆有待評估。褪黑激素的治療用途，除前述的睡眠調節、抗癌、避孕外，尚有治療憂慮、頭痛、抗氧化等多方面，但都有待進一步研究，以評估其臨床使用的價值，一般民眾最好避免自行購用，以免發生危險。

11.FM2（強姦藥丸）

　　FM2有人稱之為 「強姦藥丸」，聽起來很恐怖，這個藥與「強姦」何干？為什麼會有這個渾名？

　　FM2成份是 Flunitrazepam(羅眠樂錠)，每顆含2毫克，故簡稱FM2。

　　它具有強力鎮靜安眠的特性，並且作用迅速。醫療上，非常廣泛地使用於治療失眠症。許多患者，在本藥發生作用後6~8小時內，根本不會記得在此期間發生的任何事情。

　　有些歹徒，即利用此副作用將藥偷偷摻入被害人飲料中，而逞其獸慾。由於此藥溶入水中後為無色無味且藥效發揮很快，作用期又可達6~8小時，在被不當濫用的情形下，確實造成女性安全一大威脅。

　　政府除了加強宣導女性勿隨便飲用他人提供的飲料外，也加強查緝不法藥物來源。藥廠本身也一再變更規格與添加色素，以避免被不當使用。如今醫院使用的原廠藥，已變成每顆含1毫克的藍色錠，以便與FM2區別。

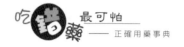

12.氣喘藥

　　氣喘，一直是人類疾病中挺難纏而盛行率又挺高的疾病，它是一種慢性氣道炎症反應所造成的疾病。它會引發因氣道阻塞而造成的症狀，且會自行緩解或是經過適當的治療而恢復。它不但會反覆發作，導致咳嗽、呼吸困難等症狀，而無法上學、上班，影響生活品質，嚴重時甚至可能致命。

　　成人每一百人中約6個人有氣喘；6歲以下小孩，10個即有1個氣喘。尤其是小兒氣喘患者，常使病兒父母夜不安寢，終日擔心受怕，深怕發作時不在病兒身邊，無法及時施救。即使已是成年的患者，仍必須時時小心，鄧麗君的死亡，即是明顯的例子。

　　氣喘的促發因子，包括：病毒感染，塵蟎、動物毛屑、花粉等過敏原，香煙，黴菌，運動，吸入冷空氣、污染的空氣，劇烈情緒反應，刺激性化學物品和阿斯匹靈等藥物。三分之二的氣喘小孩，父母其中之一有過敏體質，例如過敏性鼻炎、蕁麻疹、異位性皮膚炎等。這幾年來，由於空氣品質不佳、生活步調變遷、生活空間品質差、擺飾多、飲食習慣歐化，造成氣喘患者有逐漸增多的趨勢。

　　目前氣喘的治療，大致不外乎幾類藥品，即抗發炎作用的類固醇類藥品及氣管擴張作用的B2 agonist 類(交感神經

乙型受體興奮劑)、副交感神經阻斷劑如：乙醯膽鹼抑制劑
(Acetylcholine inhibitor)，或黃嘌呤類(Xanthine)。

　　臨床上，醫師常喜歡使用處方吸入劑型設計的各類藥
品，因為這樣可以將作用儘量限制在肺及氣管局部，以減
少全身性副作用。

　　另外，較新的Zafirlukast (雅樂得錠)，則是競爭性抑制
Leukotriene（一種過敏的慢性反應物質成份），可與其他常規療
法併用，降低氣喘發生率。

　　一般患者常見的問題是：這些藥是否要長期使用？可
否發作時才用藥？急性發作時應該用哪一種藥？平日在用
藥上，有無應注意事項？

　　氣喘用藥的選擇與患者發作頻率有絕對的關連性。

　　嚴重氣喘的患者，很難只用一種藥物控制。類固醇類
藥品及交感神經乙型受體興奮劑的吸入劑二種噴霧劑，也
須例行使用，不可自行停藥。只有發生率很低，很少發作
的氣喘患者，醫師會處方需要時才用的藥。

　　在急性發作時，應先使用交感神經乙型受體
興奮劑類吸入劑，使氣管擴充，解除痙攣收縮狀
態；再用類固醇類吸入劑，抑制發炎反應。

　　用藥上要注意的是，每次使用類
固醇類吸入劑後，要記得漱口，
因為類固醇有免疫抑制作

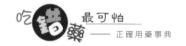

用，若殘留在口腔中，易引發口腔中原本存在的念殊菌等菌種感染，故每次使用後皆須漱口。

另外，針對吸入劑的正確使用方法，也須注意。初次使用的患者，最好能到藥物諮詢櫃台，請藥師詳加示範及說明，以確保正確用藥，達到藥物的療效。曾聽說有患者長期用藥，症狀不見改善，詳究下，才知患者口都沒張，只是對者脖子外表的皮膚噴藥，因為醫師只簡單的告訴他：對著喉嚨噴，就對了。

氣喘的治療，必須要靠病患(或家人)及醫護人員之間良好的互動關係來達成。醫護人員必須提供病患及其家人足夠的資訊及訓練，使病患能夠依據醫師的處置，成功地控制疾病，維持良好的生活品質。

首先，病患須學習使用尖峰呼氣流速測定器，每天監測尖峰呼氣流速，衡量自我的症狀。由輕微到嚴重分為綠燈區、黃燈區及紅燈區，實施階梯式的藥物治療準則，以期使用最少的藥物，得到最大的療效；且在氣喘惡化時，能及時提出警訊，並且予以迅速控制，以免造成嚴重的後果。但這些區間的分別，只是指導性的原則，並非硬性規定。醫師仍會依個別患者的情況，協助患者了解其所屬區間。

綠燈區：表示病情穩定，如果患者在綠燈區達三個月以上，就可考慮降低就診頻率，減少用藥劑量。

黃燈區：表示患者未能妥善控制氣喘，有可能進一步惡化。需要依醫師安排的治療計畫作進一步處理。經常徘徊在黃燈區的患者，必須加強治療，也就是可能需要升階治療。

紅燈區：表示醫療警訊，必須立即使用吸入支氣管擴張劑，若使用支氣管擴張劑後尖峰呼氣流速仍低於最佳值的60%，則要立刻就醫。如有改善，就繼續採用黃燈區的治療行動。

	尖峰呼氣流速		症　　　　狀
	最佳值%	變異度%	
綠燈區	>80	<20	幾乎沒有症狀，日常作息不受影響。
黃燈區	60-80	20-30	患者出現氣喘症狀，有活動降低，咳嗽、喘鳴、活動胸悶等症狀。
紅燈區	<60	>30	氣喘症狀已經妨礙正常作息與活動。

即使病患與醫護人員有良好的溝通與治療，但急性發作的可能性，還是不能完全避免，因此急性氣喘發作的居家處理就顯得格外重要。當有急性發作時，須愈早開始治療愈好，輕度至中度惡化時，要多次吸入短效型乙二型交感神經興奮劑(前1小時，每20分鐘，吸2～4劑)，大部分情況可迅速緩解氣喘。如治療未達理想(如尖峰呼氣流速小於最佳值的

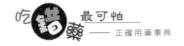

80%)或藥效無法持續3小時以上，則應立即送醫。

所謂久病成良醫，所有患者多少都會自己處理自身的氣喘病。很多證據顯示，給氣喘患者一份特定的自我處置計畫是相當有助益的，可有效減少患者急診和住院次數。

因此，我們希望每一位氣喘患者及家屬都應熟知或具備下列的知識：

(1)清楚每日使用預防性藥物的劑量。

(2)熟記用來迅速緩解症狀的支氣管擴張劑的名稱與劑量。

(3)如何從臨床症狀或尖峰呼氣流速記錄，來判斷病情是否在惡化中。

(4)在氣喘惡化時，應如何治療或如何尋求更進一步的醫療協助。

氣喘發作起來，短時間即能致命，切不可因平日很少發作而輕忽或不注意。出門旅遊或就寢時，隨身須備急救藥，尤其是寒冷潮濕的季節，及清晨氣溫較低時，常是氣喘好發的時間。有氣喘病史的患者，應隨時保持警戒，以防不測。

13.降血壓藥

高血壓人稱「隱形殺手」，主要是因它不痛、不癢，大部份患者沒有特別症狀，常常是在例行健康檢查或陪朋友看病、到醫院探病時，順便到醫院服務台量一下血壓，才發現自己有高血壓。

也許有人要問，高血壓既然不痛、不癢，為什麼可怕？為什麼一定要治療呢？事實上，高血壓本身並不可怕，長期處於高血壓狀態的人，身體已自行調整，使生理上適應此一高血壓狀態，所以患者本身不會有何不適，反而在治療初期要注意不可一下子將血壓降很多，以求立即達到所謂正常血壓範圍，那樣患者反而會不舒服。

高血壓的可怕處和致命處，則是其所引起的併發症，如：急性心肌梗塞、中風等，這些都是致死率很高，且已知與高血壓有絕對關連的併發症。

所以，高血壓的治療目的，在於將血壓長期控制在正常範圍內。必須長期用藥，而不是感覺不適時才吃藥。因為其併發症的產生，也是日積月累的後果，並非一夕之間所造成。國人心血管意外(CVA)死亡率仍居高不下，多少與高血壓、高血脂等慢性病患者，未遵醫囑按時服藥，常自行減量或停藥的不良用藥習慣有關。

降血壓的藥物種類繁多，並非單一藥品一體適用。醫

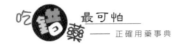

師需根據患者個別的狀況，選擇最低劑量，且最方便的服藥方法的用藥組合，以提高患者服藥順從性，達到控制血壓的目的。

患者須了解的是，高血壓的治療初期是不斷的嘗試，有的人很幸運，一試OK，立即找到適合自己長期使用的藥；有的人則須不斷的調整劑量，或嘗試其他組合。例如有一類高血壓治療劑稱為ACEI類藥品，降壓效果很好，但也有部份患者會產生乾咳的副作用，而不得不另換他藥。他人有效的良藥，未必能一體適用於己，所以切不可任意比照他人用藥。

另外，有些藥品，初次使用時會使血壓一下子降的太快，而有頭昏的現象，老年人甚至可能因而跌倒，造成危險，醫療上稱為「first dose syndrome」(首劑量現象)。藥師應建議患者，第一次使用此藥品時，最好是採坐姿，不要站著吃藥，以免發生頭暈的現象。

其他應注意事項，就同前面所述「藥罐子請準備藥罐子」，長期遵醫囑，規律服藥、小心可能發生的給藥錯誤，保障自身用藥安全，應是不二法門。

14.感冒藥

　　大家俗稱的感冒，是指流行性感冒病毒所引起的疾病。其症狀有頭痛、鼻塞、流鼻水、咳嗽、發燒、全身痠痛等。每次流行的感冒，其病毒類型，未必相同，一般人在感染後5~7天，症狀會漸減輕，甚至痊癒。只要多休息，多喝開水，少出入公共場所即可，不一定要吃藥，但若感冒引起的症狀很嚴重，則須適當的用藥來緩解症狀。

　　所用的藥，依症狀的不同而不同，一般不外乎退燒、止痛劑、鎮咳祛痰劑或用抗組織胺來改善流鼻水的現象，這些藥皆屬於感冒症狀的治療藥。

　　除了上述的症狀治療外，感冒是可以預防的，那就是注射流行性感冒疫苗。如前所述，一般人靠自己的抵抗力，即可克服感冒病毒，甚至不易被感染。但免疫能力低下的人，如幼兒、老人等高危險群患者，一旦感冒，可能引起嚴重併發症，甚至危及性命。

　　針對這些高危險群患者，應每年注射流行性感冒疫苗，以防止被感染。流行性感冒疫苗是每年由世界病毒專家開會討論研究，決定當年可能流行的病毒類型後，再指定特約的藥廠開始生產的疫苗，每年未必相同，故高危險群患者，每年都要接受預防注射。

　　另外，最近美國藥物食品檢驗局剛剛核准一種治療流

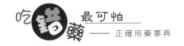

行性感冒的吸入劑——Zanamivir(任娜密威錠)。它是一種抗病毒藥劑，可用於流行性感冒的治療，但必須在病發48小時內，最好是30小時內用藥，遲了則效果降低，甚至無效。由於任娜密威錠口服吸收極差，只能以吸入劑或噴鼻劑方式使用，目前只核准用於12歲以上小孩或成人流行性感冒的治療，尚未核准用於預防方面。台灣目前尚在臨床試驗階段，尚未正式上市。

目前台灣已上市，可用於流行性感冒的治療藥，是Amatadine （PK-Merz麥斯克錠），可用於1歲以上的患者，口服吸收佳，但只對A型流行感冒病毒有效（任娜密威錠對A及B型病毒都有效）。另外還有Oseltamivir (Tamiflu) 克流感，顧名思義，也是用在流行性感冒的抗病毒藥，於出現感冒症狀40小時內用藥，能有效降低臨床症狀的嚴重度，並縮短病程，對A及B型病毒都有效。

綜合前述，針對流行性感冒，民眾應有下列正確的認識：

(1)平日注重衛生及本身營養狀態，以加強抗抵力。流行期間，少出入公共場所，小心口沫傳染。

(2)針對老人、小孩、免疫力差的高危險群患者，每年應注射流行性感冒疫苗。

(3)上述高危險群患者，一旦感染流行性感冒，可能導致嚴重併發症者，須於症狀出現48小時內用藥。

15.荷爾蒙(雌激素)

　　一般女性在步入中年後，將會經歷女性正常生理機能的重大轉變，也就是更年期。

　　所謂的更年期，是指女性從具有生殖能力到生殖能力喪失的過渡期，也就是停經。一般而言，如果一年內都沒有月經再來，就可明確地說是停經了。

(1)停經與賀爾蒙補充療法

　　國人更年期的年齡，平均是50到51歲之間，可持續4年，約從48至52歲。但現今也有不少的病例發現，正常的月經可持續至60歲。近年來，由於國人平均壽命大幅延長，婦女停經後的日子勢必較過去為長，大約佔其生命期的三分之一。因此，好的停經後生活品質，是停經後婦女共同的期望。如何幫助婦女輕鬆度過更年期，減低更年期間生理及心理的不愉快感，也就是所謂的更年期障礙，已不只是醫藥界的重要課題，也是民眾非常關心的議題。

　　婦女在邁入中年後，雌激素的分泌量會大量減少，包括雌激素 (estrogen)及黃體素 (progesterone)，因而引發身體系統的改變，所以會產生許多的不適症狀，也就是更年期障礙的臨床症狀。

　　常見的更年期障礙臨床症狀有：情緒的改變，例如：憂鬱、情緒不穩；精神上的改變，例如：疲倦、失眠、猶

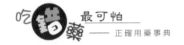

豫不決；血管方面的作用，例如：臉潮紅、暈眩、頭部緊迫感；生殖泌尿道系統症狀，例如：性慾減低、陰道乾燥或萎縮、性交疼痛、陰道搔癢及白帶分泌、尿急、頻尿；皮膚及乳腺方面，例如：皺紋增加、乳房萎縮；其他症狀，例如：盜汗、夜汗、虛弱等。

除了上述的臨床症狀造成患者不適外，女性停經後很容易造成骨質流失，導致骨質疏鬆症，患者容易骨折，因而住院，甚至死亡，更造成社會成本的增加。

所以，針對前述的一些更年期障礙臨床症狀的治療，及停經後婦女骨質疏鬆症的預防，醫師常處方雌激素類的藥品給患者，也就是女性賀爾蒙補充療法。

最近，美國的一個大型研究中，發現長期服用雌激素的人，得到乳癌的機率較不服用的那一組高，美國政府也因而要求雌激素補充劑要加列此警語，提醒患者注意，國內報章雜誌也廣為報導此事，許多已長期在服用雌激素的人，更是不知所措，不知是否該立即停藥？

醫療上許多問題以往都是各有專家看法，慢慢才進步到所謂「實證醫學」的時代。臨床上的決策，除了專家的臨床經驗外，講求的是實際證據，而這些證據的獲得，就有賴許多設計嚴謹、納入人數眾多、追蹤期夠久的臨床試驗。經由這些強而有力的臨床實證，證實確實對患者有益的用藥選擇或處置方法，就變成了醫療上大家公認的準

則，供大家遵循。但臨床上的問題繁複，且可信度高的臨床試驗進行上曠日費時，所以，仍有許多問題尚未有肯定的準則可供遵循，賀爾蒙補充療法就是其一。

雖然美國最近發表的臨床研究，是屬於設計嚴謹的大型研究，但也有人質疑納入研究的患者更小心篩檢防範乳癌的發生，所以呈現假象的高乳癌發生率。

但至少可確定的是：婦女患有更年期障礙臨床症候群，仍應使用雌激素來短期治療；至於是否要長期服用，則應按患者的個別差異性來評估利弊後決定。乳癌的發生有一定的危險群，像是有家族病史、初經太早或停經很晚的婦女，或是不曾懷孕的婦女。如患者有乳癌的家族史，則應儘量避免長期服用雌激素；如患者有嚴重骨質流失的問題，但非乳癌的高危險群，則可以考慮長期服用雌激素，但仍應定期做乳癌的篩檢。

(2) 賀爾蒙補充療法分類

目前荷爾蒙補充療法可分為兩類。

A.併用雌激素與黃體素：適用仍有子宮的停經後婦女。

根據臨床研究結果，對於仍有子宮的婦女，在荷爾蒙補充療法的療程中添加黃體素，可降低其產生子宮內膜增生的危險性，而此子宮內膜增生可能為發展成子宮內膜癌的前兆。

B.單獨使用雌激素：適用於子宮已摘除的停經婦女。

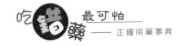

(3) 賀爾蒙補充療法的臨床療效

A.雌激素缺乏引起的血管舒縮症狀。

也就是一般所謂的熱潮紅,非常熱的感覺瀰漫上部軀幹及臉部,並伴有皮膚潮紅及出汗,約80%的更年期婦女有此困擾。

B.雌激素缺乏引起的骨質疏鬆症

更年期對婦女所造成最嚴重的危害,應屬骨質疏鬆症。婦女在進入更年期之後,骨質會大量的流失,並增加骨折的機率。這是一種不可逆的反應,並不是補充鈣質就可回復的。這種狀況對於早發性的停經婦女,及因手術或放射性療法而停經的年輕婦女而言,由於停經期較長,所以骨質的流失量相對較多,骨質愈脆弱,骨折的發生率也愈高,適當的給予雌激素替代療法,可有效減少骨骼耗損及減緩骨質流失。

臨床研究證實,雌激素替代療法可減少骨折的發生率,而且,研究亦顯示,即使在停經15年後才開始使用雌激素,仍可以避免進一步的骨質流失。

另外,骨質疏鬆症的發生,是多發性的,並不是只限於更年期後雌激素分泌不足的女性。鈣攝取量少的人、抽煙或骨質密度不高的人、長期服用類固醇的患者、早發性的停經婦女,及因手術或放射性療法而停經的年輕婦女等都是高危險群。此外,種族差異亦為一相關因素,如:白

人與東方人的骨質疏鬆症發生率較其他人種為高。其他相關因素尚有：酗酒、甲狀腺亢進或腎臟疾病、糖尿病、嗜喝咖啡者、不愛運動者等等，都是骨質疏鬆症發生率較高的危險群。

C.在心血管方面的益處

大多數研究結果顯示，停經後使用雌激素替代療法之婦女，其發生冠狀動脈心臟疾病的危險性較低(約降低50%)，臨床研究結果證實，雌激素對於體內脂質的分佈有益，可增加高密度脂蛋白(HDL)的量，減少低密度脂蛋白(LDL)的量，總膽固醇的含量在持續治療一年後，亦明顯降低。

D.雌激素缺乏引起的萎縮性陰道炎及萎縮性尿道炎

在缺乏雌激素的刺激下，女陰及陰道組織會縮小，陰道壁變得薄且乾燥，皺壁消失，可能會發生觸痛及搔癢，而造成小便困難及性交困難，以雌激素替代療法治療，可有效緩解症狀。

(4) 賀爾蒙補充療法的治療方式

雌激素使用的方法有口服、陰道霜、皮膚霜、皮膚貼片、肌肉注射等。然而，每個人體質不同，對藥物的敏感度及耐受性不同，再加上每個人體內的荷爾蒙濃度多多少少有點差異。因此，藥物的選擇，必須經由專業醫師的診斷或檢測後，才可照指示服用。

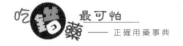
(5)荷爾蒙補充療法的副作用

常見的副作用，如乳房脹痛、陰道出血（使用荷爾蒙補充療法的婦女比其他停經婦女更容易有不正常出血的狀況）、陰道分泌物增加、頭痛、惡心、水腫等。

較少見的副作用，如更年期或停經後服用荷爾蒙的婦女，可能會增加子宮良性纖維腫瘤的發生或生長（可由骨盆超音波的檢查來監控）；雌激素會引起球蛋白的增加，造成血液的黏稠度增加，因而增加血栓的發生率；減低骨盆腔肌肉張力的強度，造成骨盆腔鬆弛，可能導致子宮脫垂的現象；產生膽結石、胰臟炎的發生等。

(6)不可接受荷爾補充療法的情形

有以下幾類情形的女性，請不要接受荷爾蒙補充療法，以免產生更嚴重的後果：懷孕婦女、未經診斷的陰道出血、確定是雌激素依賴的乳癌病患、急性血栓靜脈炎或血栓栓塞、嚴重肝疾病、先天性血中脂蛋白異常者、胰臟炎或膽道結石、經醫師診斷不可使用賀爾蒙療法的心血管疾病的患者等。

(7)替代療法

如果停經婦女不想使用賀爾蒙補充療法，當然也有其他的替代法。我們可以建議患者：

A.多服用豆類

因豆類含有某些成分，其功能類似雌激素

B.多服用維他命

尤其是維他命D，可幫助鈣質的吸收，但不可過量，否則也會產生副作用。使用劑量仍須由醫師及藥師評估。

C.控制飲食

服用低脂類食物，減少脂肪攝取，多運動

D.補充鈣質

多吃些含有鈣質的食物，例如：牛奶、香蕉、奇異果、豆腐、小魚乾等。

雖然更年期及停經是女性生理的正常轉變，但是患者不必忍受身心的不適，應尋求專業醫師的幫助，醫師也必須把它當成醫療問題悉心照顧。如此，更年期將不再是女人的夢魘。

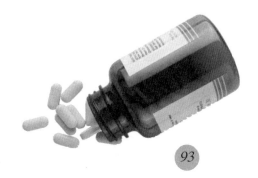

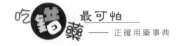

16.胃潰瘍

　　所謂消化性潰瘍就是食道、胃、十二指腸等腸胃道的黏膜受到胃酸、胃蛋白酶所形成的胃液侵蝕造成損傷，形成潰瘍，一般較常發生在胃及十二指腸。潰瘍發生在胃部叫胃潰瘍，發生在十二指腸叫做十二指腸潰瘍。是一種常見的慢性病。

(1)原因

　　引起消化性潰瘍的原因相當多，大概可歸納成以下幾種原因：

A.情緒及精神上的壓力。

B.飲食習慣不良，如暴飲暴食，或是三餐不定時定量，嗜好刺激性食物。

C.過度吸煙、喝酒、咖啡過量。

D.家族遺傳因素，胃本身黏膜較脆弱，或胃酸分泌過多。

E.藥物引起對胃黏膜的破壞（如類固醇、阿斯匹靈類等藥物）。

F.重大疾病會引起壓力性潰瘍的發生。

　　治療潰瘍必須要將其發生原因也考量進去，除了醫藥上治療以外，還要把發生原因一併消除，才能徹底根治。

(2) 症狀

胃潰瘍最常發生的症狀為疼痛。主要是在胸部的下方到上腹部之間會有灼痛感，約持續三分鐘到半小時不等。有進食後疼痛的情形發生，通常發生於進食後半小時到一小時。但是胃痛並不表示有胃潰瘍，實際上有胃痛的患者在經過胃鏡檢查後，大約只有四分之一的患者確定有潰瘍的情形。

另外，其他的症狀可能有食慾不振、體重減輕、貧血等，嚴重時甚至於有黑便，或便血的情形發生。

(3) 胃潰瘍與十二指腸潰瘍的區別

胃潰瘍與十二指腸潰瘍症狀上的區別在於，胃潰瘍的疼痛多發生於進食後，也就是吃飽後疼痛；而十二指腸潰瘍則發生於空腹時，也就是饑餓時疼痛，此疼痛可吃些食物或制酸劑來緩解，十二指腸潰瘍的疼痛也會發生在半夜睡覺的時候，三分之二的患者曾有被痛醒的經驗；胃潰瘍的患者少有半夜胃痛的情形。

(4) 幽門螺旋桿菌

現在，來談談幽門螺旋桿菌，這個菌種已被公認與造成胃炎以及消化性潰瘍有密切的關係。而且科學家發現，如果將幽門螺旋桿菌用抗生素根除後，胃潰瘍、十二指腸潰瘍、胃炎等都可因而痊癒，且潰瘍癒合的品質極佳，幾

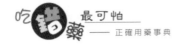

乎不會再復發。

那麼，什麼是幽門螺旋桿菌呢？

它是螺旋桿菌屬的一種，喜好棲息在特殊的環境，如胃黏膜及附近相關區域如十二指腸的黏膜，會分泌一些物質及酵素來破壞胃黏膜的表皮細胞，造成胃黏膜發炎。若要知道是否為幽門螺旋桿菌感染，一般可用呼吸測試法或經由胃鏡由胃黏膜做切片檢查而知。

關於胃潰瘍的診斷，除了根據疾病的症狀來判斷，還需要作胃鏡來作進一步的判斷。因為，胃鏡可以看到胃壁受損害的情形及程度，潰瘍的位置及嚴重性，必要時還可以做切片檢查及止血治療；而且在照胃鏡的同時可以採取切片，以檢查是否為幽門螺旋桿菌的感染，來決定是否需要合併抗生素治療。

(5) 胃潰瘍的藥物治療

在胃潰瘍的藥物治療方面，主要有制酸劑、H2拮抗劑、質子幫浦抑制劑、Sucralfate(舒胃泰懸浮液)細胞黏膜保護劑等。其作用如下：

A.質子幫浦抑制劑

如Losec(樂酸克膠囊)等。主要作用是阻斷胃酸分泌。是目前抗潰瘍的標準用藥。優點是可長時間（大於30小時）抑制90% 的胃酸分泌。一般若非幽門螺旋桿菌感染，可單獨於睡前服用，持續四週；若合併有幽門螺旋桿菌感染，則

須與兩種抗生素合併使用，療程約兩週，就是所謂的三合一療法。

B.制酸劑

即俗稱的胃藥、胃乳等。主要作用是中和胃酸。通常於飯前1小時、飯後3小時及睡前服用。效果和H2拮抗劑、舒胃泰懸浮液差不多。但易有胃腸方面的副作用，如便秘、腹瀉等，最好和其他藥劑於需要時併用，或是使用混合鋁鎂鹽的制酸劑，對於減輕胃腸副作用效果較佳。

C.H2拮抗劑

如，Zantac(善胃得)、Tagamet(泰胃美錠)、Gaster(蓋舒泰錠)等。主要作用是阻斷胃酸分泌。副作用較少，但是易與其他藥物發生交互作用，尤其是其中Cimetidine（Tagamet，泰胃美錠），最容易與其他藥物發生交互作用。

D.細胞黏膜保護劑

在弱酸下可在胃壁形成一保護膜，避免胃酸侵蝕。通常於飯前30分鐘及睡前服用，避免與制酸劑併用，副作用少。如：舒胃泰懸浮液。

在胃潰瘍的治療中，還是以質子幫浦抑制劑最常用，其他如制酸劑、H2拮抗劑、舒胃泰懸浮液則是作為輔助治療較多，或是做為潰瘍痊癒後控制病情，預防復發的藥物。

大部分的潰瘍在藥物治療四到八週後會痊癒，僅有少

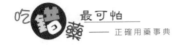

數頑固性或嚴重併發症需手術治療。而目前，市面上可在藥局不需經醫生處方即可買到的善胃得75mg，劑量為一般處方藥的一半劑量，因此它的建議治療項目應該是一般的胃酸過多、胃痛、胃炎，而不是用於治療潰瘍。

治療潰瘍的相關藥物很多，以上所述僅供參考，當發現胃腸有毛病時，仍須迅速就醫，以免延誤治療。

(6)日常生活注意事項

A.保持生活規律及愉快的心情。

B.三餐定時定量。

C.少接觸煙、酒、咖啡、茶、檳榔等，辛辣刺激的食物，或是太甜或太油膩的食物，選擇易消化的食物。

D.勿亂服成藥，看病時應告知醫生潰瘍病史，以防復發。

17. 抗生素

　　抗生素即一般俗稱的「消炎藥」，正確的說法，應該是「抗微生物製劑」。早期抗生素是從自然界的微生物（例如：青黴菌）所分離出來，具有對抗其他微生物的作用，屬於天然的成分。隨著科技的進步與化學合成技術的成熟，逐漸發展出半合成或人工合成的抗生素製劑，使得抗生素得以大量生產。抗生素的發現，可說是為人類與病菌的間的戰爭，增添了一大利器，同時也為人類今日的文明富裕做出許多貢獻。然而，抗生素的普及卻也衍生了抗藥性的問題。

(1) 抗生素的抗藥性

　　一般的菌叢在經過特殊物質誘發後，會有少數細菌發生突變，對抗生素產生抗藥性，而發展出新的抗藥性菌種。在歐美等許多先進國家，抗生素都是屬於列管藥品，將口服與注射用的抗生素加以管制，只有少數外用抗生素藥膏可在成藥市場自由購買。其主要的目的，乃是為了防止抗藥性菌種產生。

　　反觀國內，由於抗生素管理鬆散，許多民眾喉嚨稍不舒服，便自行服用抗生素，待症狀稍減，即停止服用。然而不久後舊疾復發，便又擅自服用，相同的劑量效果不佳，於是增加劑量。如此反覆幾次，不知不覺已培養出抗

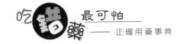

藥性較強的菌種。此外，有許民眾迷信所謂的【特效抗生素】，期望使用後可立即藥到病除。

事實上，這是一種極為錯誤的觀念。在藥學的專業領域裡，各種抗生素針對不同的菌種，具有不同的效力。使用抗生素只有適當不適當，而並無所謂【特效】的稱法。因此，在使用抗生素之前，最好先經過細菌培養等檢驗，查明是何種細菌引起感染，再使用針對該種細菌有效的抗生素治療。

(2) 二度感染

抗生素在經過長期或反覆使用下，會造成某一些對抗生素不敏感的細菌和黴菌過度生長，導致『二度感染』（Super-infection）。

(3) 抗生素一般使用原則

『抗藥性』和『二度感染』是抗生素使用上所面臨最棘手的難題。因此，為減少抗生素使用不當所衍生的問題，抗生素的一般使用原則如下。

A.當用則用，且須用足劑量及療程，不建議長期使用。

B.此外，除非是經由醫師指示，否則不要併用兩種以上的抗生素。抗生素併用的目的，無非是為了增加抗菌效果，然而有些抗生素併用的結果，卻會產生

相互拮抗作用，如此一來，非但無法增加抗菌活
性，反而導致副作用增加，對身體造成進一步的
傷害。

C.一般的民眾，不應自行服用抗生素，倘若有身體不
適的現象，仍需經由醫師診斷為感染性疾病，確定
有使用抗生素的必要時，經醫師處方，才可使用抗
生素。

D.對於藥品的用法、用量確實遵守，將領回的藥物服
完，不可自覺病情好轉而擅自停藥，務必完成全程
治療，消滅病菌，減少抗藥性細菌的發生率。

　抗生素濫用的結果，使國內抗藥性細菌比例居高不
下，導致抗藥菌種迅速發展。然而一個新藥的研發往往需
要十數年甚或數十年，新藥發展的速度跟不上抗藥菌種發
展的腳步，人類勢必面臨將『無藥可治』的窘境。因此，
遏止抗生素濫用情形，不僅是醫師、藥師的職責，同時也
是民眾切身的責任。唯有如此，才可為人類與細菌間的作
戰保留戰鬥的實力。

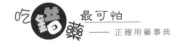

18. 便秘的治療

現代人飲食漸趨精緻，街道上更是四處林立販售高熱量、低纖維速食的商家。再加上，愈來愈大的工作壓力以及不正常的生活習慣，使得患有便秘的人日漸增加。便秘不僅造成日常生活的不方便，甚至可能是某些疾病的警兆，因此不可以掉以輕心。

便秘一般是指大便不適、困難、排便次數少，或大便太硬的現象。

多久排便一次才算正常？一般說來，一周內大便次數少於三次或連續三天均無排便就可以算是便秘了；但是，有些人可能三、四天排便一次，但排便時不困難或排便量足夠，而且糞便也不太硬，這就不算便秘。基本上，由三天一次到一天三次都算正常，但是一天一次最好。

(1) 便秘的原因

造成便秘的原因不一而足。一般說來，有水分攝取不足、食物中纖維量不夠、缺乏運動、壓力過大、腸壁肌肉隨年齡增長而減弱其蠕動能力、動物性脂肪攝取過多，及肛門疾病等。

飲食中的纖維素具有吸水、保水、膨脹及潤澤的效果，不但可以增加糞便的量，促進腸蠕動，也可以使糞便

比較濕潤柔軟，易於排出。因此，具有預防及舒解便秘的作用。所以，多攝取纖維性食物，可以預防便秘及改善便秘的情況。

人體腸道分小腸與大腸。小腸位居前段，作用為吸收食物中的養分，大腸位居後段，作用在於吸收小腸吸收後食物殘渣中的水分。因此，若是水分攝取不足，便會影響食物殘渣中的含水量，造成大腸水分吸收過多，使得糞便過硬，不易排出，久而久的就會造成便秘。

現代人工作忙碌，生活壓力普遍比以往大，生活作息及飲食習慣的不正常，加上缺乏運動，使得腸子的蠕動大大受到影響。

另外，動物性脂肪攝取過多也是造成便秘一個很大的原因。當腸子蠕動不好的時候，再大量攝取動物性脂肪，會使得這些脂肪的代謝物質堆積在腸道，其中蛋白質因堆積過久，會開始腐敗，產生的氮化合物刺激腸壁，更影響腸道的功能。

除了排便次數改變外，當排便時會痛、排便困難、需要用力解便、有便血時，或排便後仍有便意、腹脹、腹痛時，即需儘速前去求醫。而當只能解出少量稀水便或滲便時，已經是嚴重便秘的後期症狀了。許多人以為是拉肚子而吃止瀉藥，反而讓便秘的情況更加嚴重。

(2) 如何預防便秘

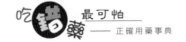

面對便秘，預防勝於治療。

預防便秘的方法其實很簡單，多吃高纖食物、多運動，養成定時上大號的習慣，避免緊張、憂慮，睡眠充足，並多喝溫熱的水，促進腸子蠕動，都可以預防便秘的發生。其中，尤其以多攝食纖維性食物效果最好。因為，這些纖維素可以使腸內的乳酸菌大量繁殖，益菌增加，害菌減少，自然有益人體健康。

市售的一些乳酸菌食物如養樂多、優酪乳等，不但可以軟化糞便，也可以使腸內益菌增加，幫助食物消化。另外，蜂蜜也是預防便秘很好的食物，不過一歲以下的幼兒不建議食用蜂蜜。除了食物的選擇外，多喝水可以促進腸子的蠕動，尤其是早晨起床後喝一杯水，更可以促進腸子蠕動。

(3)便秘常用藥物

當有三天以上沒有大便，或便秘持續兩周以上時，就必須儘快就醫，以一些緩瀉劑或浣腸劑來促進排便。但是，這些藥物也不能長期使用。除了會在心理上造成依賴性外，實際生理上也會有依賴性。因此，長期使用緩瀉劑的便秘患者，通常對藥物都會產生耐受性。

現代人生活水準日漸提高，在飲食方面更是愈來愈往精緻面追求，一味的追求食物的精緻，犧牲的就是纖維素的攝取；又因為，生活水準提高，對於肉類的取得更加容

易，相對地，動物性脂肪的攝取就有過多的可能，便秘也就因而產生，所以說便秘是一種文明病。

相較於以前的人，現代人的工作方式較趨靜態，壓力也較大，情緒的緊張會直接影響到胃腸的蠕動。而缺乏運動，更是一個惡化便秘的原因。因此，若要避免便秘纏身，或是改善便秘的症狀，必須從最基本的日常生活習慣做起。每天多喝一些水，多吃一些蔬菜水果，少吃肉類，至少抽出個5至10分鐘做做運動，生活作息正常，睡眠充足，便秘自然會遠離身體健康的人。

常 用 於 便 秘 的 緩 瀉 劑

名 稱	常用劑量	副 作 用	禁 忌	警 示
Bisacodyl	2 tab HS(5mg/tab)	嚴重腹部抽筋及發炎、過度排便、下痢	急性腹部抽筋、痙攣性便秘、嚴重便秘、迴腸阻塞及嚴重脫水	懷孕婦女勿用，因會造成子宮收縮，提高早產或流產的危險性
Calcium Polycarbophil	1~2 tab qid(500mg/tab)	脹氣、腹脹、食道阻塞	胃腸阻塞	需與足夠的水一起服用
Lactitol monohydrate	2pk/day (10g/pk)	腹部不適、惡心、消化不良、脹氣	腸阻塞、迴腸及結腸造口術、尚未解釋的腹痛及直腸出血	年長或衰弱的長期使用者須監測其血中電解質量
Psyllium	1 pk qd-tid，使用2~3天(6g/pk)	腹部不適、脹氣	腸阻塞	需與足夠的水一起服用
Sennoside	2~4 tab HS(20mg/tab)	長期使用會干擾腸蠕動、輕微腹部不適、大劑量下造成的大量水及電解質流失的下痢，及因長期使用造成的結腸張力喪失	勿延長使用及發炎性腸疾	腸阻塞、尚未診斷出的腹部症狀

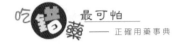

19.香港腳

香港腳就是足癬，是一種黴菌感染。

臺灣是屬於溫暖潮濕的海島型氣候，如果長期穿著不透氣的鞋子，就很容易感染香港腳，通常容易發生於第4及第5足趾間，會癢、起小水泡、脫屑，甚至趾間會裂或流膿水，如果用手去抓它，很容易抓破皮，而導致其他細菌的感染或感染其他部位。這是很多人的困擾，而卻又不知如何擺脫它的糾纏。其實只要把握住幾個原則，就可以輕而易舉的跟"它"說拜拜！

(1)病原菌

導致香港腳的主要病原菌是Trichophyton metagophyte(髮癬菌屬)、Epidermophytes floccosum(表皮癬菌屬)，及Trichophyton rubrum(紅色髮癬菌)等，而以Trichophyton rubrum(紅色髮癬菌)為最普遍的病源菌。

(2)分類

香港腳依其特徵，大致可分為三類。

A.水泡型

通常會有群生的小水泡，水泡如果沒有破裂，大部分的藥品皆可使用，但以液劑使用較為舒服及乾淨。水泡如果破裂，則應該選擇不含水楊酸等刺激成份者，以抗黴菌軟膏較為適當。

B.糜爛型

所產生的小水泡破掉潰爛，並且分泌出漿液，趾間濕濕的，表皮呈現白皮且變軟。若將白皮除去，可見鮮紅的糜爛面，這層皮膚較為脆弱，容易引起過敏、濕疹。所以，要避免使用強烈的藥劑，可使用Nystatin(寧司泰)、Canesten(卡黴素)、Siccanin(克癬)等抗黴菌軟膏。

C.角化型

小水泡的形成較不明顯，蹠面會角化，角化的情形會擴散到足緣及後腳跟，而在冬天時很容易龜裂。由於角化的部位會阻礙藥物的滲透，所以使用含有角化溶解劑的藥品較為合適。如果單一使用外用抗黴菌劑無法根治的話，一再復發的香港腳，可以併用口服抗黴菌劑，如Lamisil(療黴舒)、Ketoconazole(永克黴)等。

要杜絕香港腳的糾纏，除了治療外，感染途徑的阻斷，也是很重要的。保持足部的清潔與乾燥，是治療及預防的根本之道。曾經有人做過統計，男生罹患香港腳的比例大過於女生。那是因為男生較愛運動，長時間穿著密封型的運動鞋，形成黴菌滋生的溫床，所以香港腳又有「運動員的腳」之稱。

(3)治療

香港腳是相當普遍的皮膚病，可以治療的抗黴菌劑很多，有藥膏、藥水等不同劑型，必要時，也可選擇口服抗

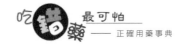

黴菌製劑。治療時須由醫師依據不同的病情，選擇最適當的抗黴菌劑來治療。

對於香港腳的治療，目前已發展出許多療效極佳的抗黴菌劑，應該沒有什麼大問題。但仍有許多患者被反覆發作的香港腳所苦，其主要原因，除了個人衛生問題外，就是擅自停藥，造成復發。香港腳的治療，須確實遵照醫囑完成整個療程，不可在症狀減輕後，自動停藥或減少用藥次數，如此，很容易造成病情復發，甚至使菌種產生抗藥性，造成治療失敗。

(4)預防

如何預防香港腳呢？以下列舉幾項方法供為參考：

A.足部須確實清潔與保持乾燥。

B.使用透氣、吸汗的襪子。

C.鞋子定期在陽光下曝曬殺菌。

D.使用含抗黴菌藥的粉劑以防止黴菌的滋生。

E.縮短穿著密封型鞋子的時間。

F.患病期間所穿的襪子要丟掉或加以煮沸消毒，最好再經過陽光曝曬。

G.避免使用公共場所的鞋子及襪子。

香港腳是一種皮膚病，不要因為忙碌或難以啟齒而忽略"它"的存在。尋求皮膚科醫師的幫助，加上自己衛生習慣的改變，香港腳是不難根治的。

20.安眠藥

　　根據美國及歐洲的流行病學調查，約有35%的成年人有睡眠問題，而且失眠問題是隨著年齡增加而增加，其中女性發生比率又比男性高。

　　隨著經濟發展及社會壓力的增加，失眠人口將有增無減。但是，因為過去安眠藥的誤用案例報導，導致民眾對安眠藥的害怕、擔心。寧可夜夜數羊或以喝酒等其他方法處理失眠問題，也盡量不吃安眠藥。因此，不但嚴重影響個人生活與工作品質，往往也錯失了治療急性失眠的最佳時期，而演變成為慢性失眠，反而需要花更多時間來治療及處理。

　　首先我們應該要瞭解何謂失眠。失眠的定義為睡眠品質差（如夜晚經常醒來）、睡眠的量減少（如不易入睡、睡眠時間縮短或無法持續睡眠）等因素。

　　失眠又可分為三種類型：臨時性失眠(transient insomnia)、短期失眠(short-term insomnia)及慢性失眠(chronic insomnia)。臨時性失眠通常是失眠情形只持續幾天，與急性壓力或飛行時差有關。短期失眠則大概持續約1~2星期，與環境因素或身體疾病有關。而慢性失眠則一般持續幾個月，引起的原因則可能與精神障礙、情緒等有關。通常，臨時或短期失眠沒有處理好，則容易轉變成為慢性失眠。

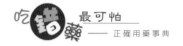

　　一般失眠之治療，除了醫師會教導失眠者一些自療的睡眠衛生常識，如營造良好安靜舒適的睡眠環境、睡前勿太飽或太餓、勿做太劇烈的運動等等以外，藥物治療是主要治療失眠的方法。臨床上，醫師常會處方安眠藥或鎮定劑類藥物來幫助睡眠。

　　所謂鎮定劑，通常是指具有鎮靜作用之藥物。一般是指，鎮靜作用弱的抗焦慮劑，少數指的是抗組織胺製劑。事實上，抗焦慮劑(鎮定劑)的臨床正確用途並非當做安眠作用，而是當患者因焦慮緊張而無法入眠時才使用的藥劑。但是鎮靜作用弱並不表示較安眠藥安全，有些抗焦慮劑的藥物依賴性甚至高於安眠藥；至於抗組織胺製劑，是取其思睡的副作用當做鎮靜誘導入眠使用，抗組織胺劑本身並無法達到安眠的作用。

　　而所謂的安眠藥，是指鎮靜作用較強，可真正使患者進入睡眠狀態的藥物。根據國內外之調查，許多失眠患者害怕服用安眠藥，主要是怕安眠愈藥會產生耐藥性(愈吃量愈大)及依賴性(沒吃就睡不著)等副作用。早期的巴比妥類安眠藥確實有這些問題，但一些新一代的安眠藥，這些副作用已經減少許多了。

　　從整個安眠藥發展過程，可以將安眠藥分為早期上市的傳統苯二氮平類(benzodiazepines，簡稱BZD)及近10年發展出來的「非」苯二氮平類(non-benzodiazepines，簡稱非BZD)製劑。

　　市面上的BZD製劑很多，有作用期長、中、短及產生藥效快慢等的分別，但基本的作用機轉是相似的。BZD類安眠藥物除安眠作用外，還有肌肉鬆弛、抗痙攣、抗焦慮之作用，依藥理作用分類及強度不同，區分為抗焦慮劑、肌肉鬆弛劑、安眠藥等藥劑。然而，不管是屬於抗焦慮劑或安眠藥，只要是屬於苯二氮平類製劑，大致上所產生之副作用相似，如有耐藥性、記憶功能障礙、反彈性失眠症、戒斷症候群及有依賴性等，對使用者有不容易停藥等各種副面影響。另外BZD製劑會干擾正常的睡眠結構(縮短腦部精力恢復之慢波睡眠)，因此，易導致睡眠品質變差。

　　而新一代的非BZD安眠藥，如Stilnox(使蒂諾斯)之耐藥性及依賴性等副作用，比過去傳統的安眠藥低，作用時間較接近正常的睡眠時間，不會改變正常的生理睡眠結構，可保有好的睡眠品質，較不會有日間殘餘作用，耐藥性及依賴性較低，較不易造成停藥後的反彈性失眠症，沒有明顯的戒斷症候群，對記憶及認知功能的影響較小。對於偶爾失眠的患者，可以在有需要時才服藥，適合治療因工作或考試壓力、時差等造成之偶發性失眠。

　　失眠可能與很多疾病有關，而且與白天的情緒與工作效能有關。一般大眾應重視睡眠問題，若確實有失眠困擾，應至醫院接受專門醫師診治，不可隨便買藥或聽別人介紹亂服用藥物。

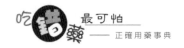

最後，提供幾則使用安眠藥的小常識

(1)安眠藥有長、中、短效的分別。一般而言，長或中效藥物，作用時間較長，常會影響服藥隔日思考、專注力及工作效能，要盡量避免服藥後開車。傳統短效BZD安眠藥，雖較不會影響服藥隔日之思考、專注力及工作效能，但停藥後易出現反彈性失眠(失眠狀況比未服藥前惡化)。最好選用短效的非BZD類安眠藥，因作用單純，不會影響服藥隔天之日間功能，且較不會出現反彈性失眠。

(2)安眠藥亦有作用快慢之分，服用前最好能詢問醫師或藥師。作用快的安眠藥，約於服藥15~20分鐘後開始出現療效，所以最好服用後馬上就寢，以避免頭昏跌倒等意外發生。另外，藥物的安眠效果出現期間，若沒有就寢而在處理一些事情時，將可能會因藥物鎮靜作用而出現失憶的現象。

(3)服用所有的安眠藥時，不可同時飲用含酒精飲料，因會有加重藥效之作用，隔日會有明顯不舒服的現象。所以絕對禁止安眠藥與酒精合併使用。

(4)安眠藥的懷孕用藥分級一般為D或X級，亦即孕婦及授乳婦絕對不能使用。目前只有Stilnox(使蒂諾斯)是屬於B級，是屬於比較安全的安眠劑，不過為了安全起見，除非絕對必要，仍然不建議孕婦及授乳婦

　　使用。

(5)傳統BZD類安眠藥會壓抑正常睡眠的作夢階段(急速
　　眼球運動睡眠期)，導致服藥一段時間後或停藥後，
　　出現反彈多夢或惡夢連連現象。可請教專門的醫
　　師，改用非BZD類安眠藥，較不會影響各個階段睡
　　眠，維持正常的睡眠品質。

(6)如果服藥後隔日出現肌肉無力現象，可選擇較無肌
　　肉鬆弛的非BZD類安眠藥，比較不會有肌肉無力的
　　感覺。

(7)服用安眠藥後，若醒來頭腦清晰，精神好，表示睡
　　眠品質良好。睡得長，不如睡得好。睡眠品質好壞
　　比睡眠長短重要。

(8)如果目前服用的安眠藥，出現不舒服的症狀，應找
　　專門的醫師詢問，不要隨便服用他人的安眠藥。因
　　為每個人的失眠情形及身體狀況均不同，容易產生
　　藥物不合適情形。

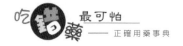
用藥小常識

⊙哪些情形不可接受荷爾蒙補充療法？

懷孕婦女、未經診斷的陰道出血、雌激素依賴的乳癌患者、急性血栓靜脈炎或血栓栓塞、嚴重肝疾病、先天性血中脂蛋白異常、胰臟炎或膽道結石、醫師診斷不可使用本療法的心血管患者。

PART 4

國內十大常見
疾病用藥常識

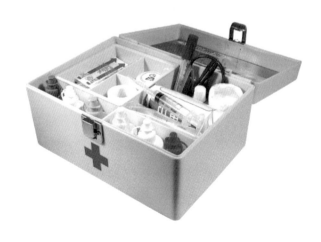

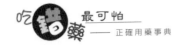

1.癌症

　　現代人談癌色變，一旦被診斷出惡性腫瘤，就好像被判了死刑，病患往往徘徊在治療與否之間，家屬則猶豫著是否該告訴病患實情。

　　曾經有一位多發性骨髓瘤的病患，入院時，全身脊髓已多處轉移，當醫師確定診斷後，有一位自稱是"患者很親密的朋友"，力阻醫師告訴病患病情，理由是怕病患知道後，會崩潰自殺。但是，當醫師與患者太太溝通後，發現他們夫妻倆，對這疾病並不陌生，因為他岳父就是因此病去世的。病患只有40歲左右，決定在幾次化療後，做骨髓移植。

　　骨髓移植需要可以配對的兄弟姊妹，令人驚訝的是，這位先生的兄弟姊妹，竟有十人之多。如果病患當時被矇在谷裡，骨髓移植這個治療計畫，就談不下去，也會剝奪他的一線生機。目前病患接受化學治療，並無太大的副作用，疼痛也在控制中。

　　當然，也有病患做出不治療的決定。有位80歲的阿公，在診斷結果確定後，子孫為了該不該告知，而鬱卒多日。有天，終於看到大家都很開朗，原來阿公知道真相後的決定是，既然已經80歲了，目前各方面情況都穩定，他要把握時間，環遊世界，享受人生的最後一段時光。站在

醫療人員的立場，病患有知的權利。知，才能決定治療計畫，一但計畫好了，我們才能全力配合，充份溝通，解決病患的醫療問題。

　　癌症病患面對的壓力，不只是疾病本身，還有治療的副作用。一般而言，癌症病患的治療不是單一治療方式，包括開刀、放射線治療、藥物治療等合併治療。

　　藥物治療又分為化學治療、荷爾蒙治療、單株抗體等藥物治療，有時是會同時使用這些藥物。若是較早期的腫瘤，通常會在開刀切除腫瘤後，給予化學治療，由於沒有腫瘤了，所以叫做輔助性治療，是用來預防腫瘤細胞的微轉移，一般劑量不會太大，以不會造成太大副作用為主。

　　化學治療藥物似乎是最惡名昭彰的，光是"化學"這兩個字，就教人卻步。但是幾乎所有藥物都是化學合成，只不過這類抗癌藥物，藉由破壞細胞的(去氧)核醣核酸、蛋白質合成，殺死生長快速的癌細胞。由於這些藥物沒有加上"標的"（targeting）分子，所以正常細胞也會和癌細胞一樣被破壞，二者玉石俱焚。破壞程度依細胞的複製速度而異。

　　最首當其衝的是，生長快速的癌細胞與毛髮、骨髓、黏膜等細胞。所以化學治療後，當腫瘤細胞開始壞死縮小時，毛髮也會開始脫落，口腔黏膜潰爛，骨髓細胞分裂受抑制，血球數目減少，感染、出血、貧血機率上升。發生

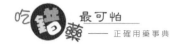

時間，依病患情況而有不同，就骨髓抑制來講，在打完化療後10天至14天，血球數目會降到最低點，之後開始回升。

化學治療次數愈多，血球反彈的速度會愈慢，血球數目也不會升高太多。對於這些副作用，除了掉髮外，目前都可以用藥物來減輕症狀。有些病患，因為化學治療會掉頭髮，而拒絕治療，是很可惜的，因為在完成療程之後，頭髮都會長回來。治療中，使用假髮或帽子，還是看不出來頭髮掉了，照樣光鮮亮麗。

口腔黏膜受損造成的潰爛，可以用Salcoat (賜爾克痛口腔噴霧用膠囊)，噴在潰瘍的部位，形成保護膜，促進傷口癒合，效果很好。血球上升緩慢，可以使用血球生成素：G-CSF (顆粒性白血球刺激因子) 或GM-CSF (顆粒細胞巨噬細胞刺激因子)，提高白血球數目。紅血球可用EPO(紅血球生成素)或輸血方式。血小板則可用TPO (血小板生成素) 來治療。

嘔吐，是化學治療的另一項令人討厭的副作用。但是，並不是所有藥物都會引起嘔吐。化學治療藥物依照藥物不同、劑量不同，嘔吐發生率並不相同，有嘔吐等級之分。例如，在美國醫院藥師協會(ASHP)的指引中，有1至5五個等級，第5級的嘔吐指數最高，90%以上的病患都會吐，如使用Cisplatin (Platinex鉑帝爾注射劑)的劑量 >50 mg/㎡。嘔吐指數為第1、2級的化學治療藥物，引發嘔吐的機率

則不大。例如，淋巴癌患者常使用的配方及大腸癌患者輔助性治療常用的5-FU (Fluorouracil艾利伏癌注射劑)，就很少有嘔吐的抱怨。

對於化學治療所引起的嘔吐副作用，臨床上仍是有藥可治的。目前止吐效果最好的藥物，為5-HT3受體的拮抗劑，如：Ondansetron (Zofran 卓弗蘭注射劑)、Granisetron (Kytril 康您適強)等。但礙於健保給付的規範，非鉑蒂爾注射劑的使用者，必須自費使用，且此類止吐藥價格昂貴，一日藥費約在千元以上，是相當大的負擔。

嘔吐副作用的發生，除了真正是藥物副作用引起的外，病患的心理因素影響也很大。例如，有病患抱怨，一看到預約單上某醫師的名字，就想吐；或是在家裡都好好的，一進入醫院就開始吐。其實有些病患的化學用藥，嘔吐指數並不是那麼高。

化學治療就像是一場消耗戰，病患必須要有足夠的體力去打仗，能吃就吃，能喝就喝。化學治療期間，為避免化學治療藥物排瀉不出體外，對器官造成毒性，會給予大量點滴，鼓勵多喝水，多排尿。但是有時會有病患抱怨排尿太多，不方便。

當嘔吐太嚴重，或副作用太大時，醫師會減少化學治療的天數，或劑量打折，此時病患常會擔心治療效果是否也打折了，怎麼辦？

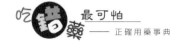

目前，臨床上使用的劑量，是以體表面積為單位來計算，治療配方與劑量的選擇，則依照臨床試驗結果來取捨。但是，愈來愈多證據顯示，純粹依照體表面積來調整劑量，並不完全適用於所有化學治療藥物。2002年美國的研究顯示，33種藥物中，只有5種藥物的療效與體表面積有關。

另外，某些藥物的代謝，完全受肝臟酵素的影響。而肝臟酵素則有人種、個體之間的差異，影響藥物在體內的作用時間、副作用等，都非常大。對於化學藥物的給藥建議是，依照病患的特性，每個病患都應該量身訂作，合適自己的劑量，來達到最小副作用，最大療效。

所以，病患不必太擔心劑量打折，避免副作用太大，造成腫瘤沒了，命也沒了。特別是輔助性化學治療，若是病患因副作用太大，血球數目太低，而致嚴重感染，那更是得不償失了。

儘管化學治療普遍用於大多數惡性腫瘤的治療，但有些腫瘤對化學治療藥物的敏感度低，不會選用化學治療藥物作為第一線治療藥，如治療攝護腺癌，優先考慮的是荷爾蒙治療，而不是化學治療。

另外，在女性荷爾蒙受體陽性的乳癌患者，荷爾蒙治療與化學治療是一樣重要的。Tamoxifen (Tamoplex體得適錠)在預防乳癌的復發，已經確立其地位。除了年紀大、有心

臟病的患者要特別小心使用外，其餘患者應至少使用5年，最常見的副作用是，產生類似停經後症候群。

(1)癌症可不可以預防？

針對某些有家族病史的人所做的研究顯示，某些藥物的使用，是可以減少某些癌症發生的機率。例如COX-2專一性的非類固醇止痛劑，因為可以降低家族性腺瘤息肉症(Familial Adenomatous Polyposis, FAP)的大腸息肉，而提早核准上市，但只限用於有此症家族史的患者。方才提到的體得適錠，也證實，可以降低高危險群婦女罹患乳癌的機率，但是卻有比較高的子宮內膜癌發生率。Raloxifene (Evista鈣穩錠)是與體得適錠類似的藥物，同樣有預防乳癌的效果，但沒有較高的子宮內膜癌發生率。

生活型態及飲食習慣，都和癌症的發生有很大的關係，如香煙、酒、檳榔、醃製的食品等。肥胖(身體質量指數 330 kg/㎡)亦會增加某些癌症的發生率，如停經後婦女乳癌、子宮內膜癌、大腸直腸癌等。

(2)有沒有食品可以預防癌症？

目前比較熱門的是大豆製品。有臨床顯示，可以降低乳癌、子宮內膜癌、攝護腺癌的發生率。只是，負面的研究結果也有，大豆中的Genistein(三羥基異黃酮)可能會減少體得適錠的作用，而促進癌細胞的增生。什麼樣的人適合這

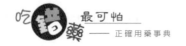

類食品，是未來研究的重點，未有明確科學證據前，仍不應盡信廠商廣告。

有一個腦癌病患曾經表示，七年裡腦袋開了無數次的刀，現在終於等到新藥。雖然不知道這個新藥，對他的病有幫助否，但是至少又有了新的希望。其實他的想法是對的，由於癌症用藥需求的迫切，美國食品藥物管制局，對這類藥物的審核，是採取快速審查的方式，只要期中臨床試驗有突破性發展，就可以先上市，再完成一系列研究，所以新藥上市的速度會比其他疾病用藥快。

除了本文提到的用藥外，基因、分子、免疫療法，都會在未來幾年中陸續上市。現在束手無策的病，未來可能都可迎刃而解，就如同古代的人怎敢想像心臟也能移植？癌症雖高居十大死因之首，但其種類繁多，且國人較疏於定期健檢，往往末期才發現癌症，以致死亡率較高。事實上，已有許多癌症，若能早期發現早期治療，其存活年限還是很長的。患者應信賴醫師與醫療團隊充分合作，才能克癌致勝！

2.冠狀動脈心臟病

心臟病可分為很多種，例如冠狀動脈心臟病、心律不整、心臟衰竭、心瓣膜缺損或活動失常等等，其中又以冠狀動脈心臟病是最常見的。

所謂的冠狀動脈心臟病，依發生原因與症狀的不同，可大致分為：穩定型心絞痛、不穩定型心絞痛，以及心肌梗塞。導致冠狀動脈心臟病的危險因子，最常見的有：高血壓、糖尿病、高血脂、抽煙及家族病史等幾項。

穩定型心絞痛的產生原因，是冠狀動脈血流的供氧量，不足以應付心臟代謝的需要，導致心肌暫時缺氧的現象，而引發心絞痛的臨床症狀。典型的症狀為前胸或左胸悶痛、有壓力感，疼痛有時會反射到頸部、左上臂或背部，伴隨症狀尚有惡心、嘔吐、呼吸困難及盜汗，症狀通常會隨運動而加劇，一般會持續2~5分鐘才逐漸消失。

心絞痛的治療方式，可分為藥物控制以及手術治療二大類。在藥物控制方面，硝化甘油是心絞痛發作時最快速有效緩解症狀的急救藥物，包含舌下含片、舌下噴劑、皮膚貼劑及靜脈注射劑等。舌下含片及噴劑吸收快且使用方便，是此類患者隨身必備的救命藥。它可使冠狀動脈擴張，增加血流量及供應心臟氧氣，進而緩解症狀，常見副作用是頭痛。

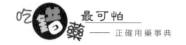

　　硝化甘油這個藥物很怕光、怕熱，且易吸潮，容易變黃，失去藥效，故在保存上須特別注意。硝化甘油只適合存放在避光的玻璃材質小瓶，且瓶蓋須為鐵質的，不可用塑膠材質，建議最好存放在原廠的棕色小玻璃瓶中。沒有必要，不要隨意開開關關，避免接觸外界的濕氣與光線，讓藥品變質。藥瓶的體積愈小愈好，才不會有過多的空氣在其中。

　　硝化甘油是心絞痛發作時的急救藥，除了患者本身應熟悉用法及注意事項外，家人也應熟知相關事宜及藥品存放的地方。最好在居家場所及辦公室都有備藥，以備不時之需。不過，應避免隨身放在貼身的口袋或車內，以免環境過熱，使藥品失效。雖然不可隨意開關藥瓶，但一段時日仍須定期檢視藥品。若外觀由白轉黃，表示藥效已漸減，應就醫另處方新的一瓶備用。一般建議，三個月應更新一瓶。

　　心絞痛發作時含一顆硝化甘油在舌下，一分鐘若症狀仍未緩解，可再含一粒，如此，若前後三粒仍無法緩解症狀，則應立即就醫。

　　心絞痛的治療，除了前述的短效急救用的硝化甘油舌下用製劑外，口服長效型硝酸鹽類藥物，及乙型交感神經阻斷劑等類藥物，也都是醫師常處方的藥品。

　　硝酸鹽類口服藥容易產生耐藥性，長時間連續使用藥

效會漸漸降低，因此建議要有12 個小時的間隔時間，以降低耐藥性的產生，一般建議在下午五點以前服完當天最後一劑，到隔天早上再服藥，中間已間隔12 個小時以上。乙型交感神經阻斷劑可以減輕心臟的負擔及耗氧量，故除了常用於高血壓的治療外，亦可用於心絞痛的治療。

在手術治療方面，冠狀動脈繞道手術，可有效改善心絞痛的症狀，但手術後血管仍有再阻塞的可能 (每年約1%)。另外一種方式為經皮冠狀動脈氣球擴張術。近年來，運用心導管以及更新的儀器和技術，包括動脈硬塊切除術、裝設支架、準分子雷射切除術等，冠狀動脈心臟病的治療效果已有顯著的進步。

不穩定型心絞痛，類似穩定型心絞痛，但症狀可以在患者休息或僅輕微運動時即出現，且頻率會愈來愈多，疼痛也會逐漸加強。這是由於原先粥狀硬化的血管破裂，產生血塊，血管收縮，使原先缺氧的情況加劇。患者一旦出現不穩定型心絞痛，其發生急性心肌梗塞的機率升高10%～20% 。

當患者出現不穩定型心絞痛時，就必須住院觀察並給予治療，治療方式包括靜養，改善高血壓、缺氧及貧血等導致心絞痛的危險因子。藥物或手術治療也要同時開始，靜脈注射硝酸鹽類藥物，如：Tridil (特立得注射劑)、 Esokit (易疏新注射劑)；投予抗凝血劑，如：Ticlodipine (Licodin利血

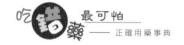

達)、Warfarin(Coumadin可邁丁錠)、Clopidogrel (Plavix 保栓通錠)，以及口服阿司匹靈等為標準的用藥選擇。另外，可依患者的情況來決定是否要接受冠狀動脈繞道手術或經皮冠狀動脈氣球擴張術等進一步的治療。

　　心肌梗塞是一個非常危急的狀態，需要立刻住院及接受治療，導致心肌梗塞的原因，可能是原先已經硬化的粥狀血栓塊忽然破裂脫離，塞住原已狹窄的血管，使心肌血氧的供應完全中斷，導致心肌缺氧而壞死。患者會有超過 30 分鐘的胸痛，同時有呼吸困難、惡心、嘔吐、盜汗及心跳加速等症狀。有時，心肌梗塞的患者並沒有胸痛的典型症狀，年紀大的老人以及糖尿病患者，此時可能極度地呼吸困難、意識不清。

　　心肌梗塞的治療重點是血管再疏通。可以使用血栓溶解劑，藉由藥物溶解血栓纖維，使原先阻塞的血管再度暢通；或者可以進行經皮冠狀動脈氣球擴張術，如果病情需要，可能要做冠狀動脈繞道手術。

　　常用的藥物有以下幾種。

(1)嗎啡類(如：配西汀、可待因及嗎啡)，是疼痛控制的首選藥物。除了可以緩解疼痛之外，還可以降低心臟的負擔。

(2)乙型交感神經阻斷劑，能夠減少心肌的需氧量，降低患者心臟病再發以及死亡率。

(3)靜脈注射硝酸鹽，對於心肌梗塞引起的心臟衰竭，肺充血患者尤為有效。但如果使用超過24小時，會有耐藥性產生。

(4)血管收縮素轉換酵素抑制劑，可以維持左心室功能，避免心臟衰竭惡化，對於患者長期癒後很有效。

鈣離子阻斷劑對於心肌梗塞並無多大幫助，有些報告指出短效型鈣離子阻斷劑，反而會增加患者心肌再梗塞的機率及升高死亡率。患者在經歷了心肌梗塞後，需要6~8週的康復期，適當的復健、服藥、良好的飲食、適當的運動以及良好的生活習慣，為預防心臟病再發的不二法門。

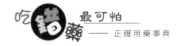

3.高血壓

　　血壓是血流衝擊血管壁所引起的一種壓力。長期持續過高的血壓，會機械性地損傷動脈血管內膜，且會侵犯腦、心臟、腎臟、眼睛與週邊動脈等器官，最終造成心臟病、中風、腎衰竭等併發症。

　　一個18歲以上的成年人，如果血壓低於130/85 mmHg，則每兩年檢查一次即可；如果低於140/90 mmHg，每年要檢查一次。如果收縮壓在140~160 mmHg之間，就必須在兩個月之內複檢。如果連續兩個星期內有三次以上的靜坐時血壓升高（收縮壓大於140 mmHg，或舒張壓大於90 mmHg），則可診斷為高血壓。

　　高血壓常見的症狀有：頭暈、頭痛、後頸部僵硬、胸部不適、視力模糊及流鼻血等。但大多數的患者幾乎沒有症狀，必須定期量血壓才能及早發現。90% 的高血壓原因不明，稱為「原發性高血壓」，大多見於中老年人。10% 有明顯原因造成的，例如由腎臟異常、血管異常、體內內分泌異常或因服用不當藥物 (如荷爾蒙、皮質類固醇、非類固醇抗發炎藥物、麻黃素及安非他命等) 所引起的高血壓，一般稱為「次發性高血壓」。

　　此外，強力勞動、劇烈運動、高度情緒緊張時，血壓可突然升高50% ，如此突如其來的暫時性血壓升高，如併

有心、腦血管硬化的問題，極可能發生中風、心肌梗塞等嚴重的後果。

如果收縮壓超過240 mmHg、舒張壓超過 130 mmHg但沒有症狀，或是收縮壓超過200mmHg、舒張壓超過120 mmHg，且有頭痛、心臟衰竭、心絞痛等症狀，就是屬於高血壓危象，須在數小時內將血壓降低。如果已經出現腦病變（頭痛、急躁、意識不清）、心臟病變（肺水腫、不穩定心絞痛、心肌梗塞）、腎病變（血尿、蛋白尿、腎功能逐漸惡化）等症狀，就是屬於高血壓急症，需要緊急就醫，且大部份需要使用注射劑型的降血壓藥物，在1小時內將血壓降低。

高血壓的治療以保護心、腦、腎為主要目標，這比降低血壓本身更為重要。因此，對於降血壓藥的評價，不僅要考慮其降血壓效果，更重要的是，這種降血壓藥能否防止心、腦血管以及腎病變的產生，而不是只看血壓降低的數字而已。

一般來說，輕度高血壓應先以非藥物方式（減肥、適度運動、低鹽飲食、限酒、戒菸）治療，若無效，才再加上口服降血壓藥物。降血壓藥物有許多種類，醫師會依病患年齡、後遺症、其他共存疾病、副作用與治療效果等，來選擇、調整用藥。民眾切勿自行購藥、停藥，須按照醫師以及藥師的指示，每天按時規律服藥，才能把血壓控制平穩，隨血壓高低變化自行加減藥物，甚至停藥，未按指示

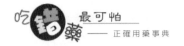

每天按時服藥，不僅無法平穩地控制血壓，更容易造成副作用與後遺症。

常用的降血壓藥有下列數類：

(1)乙型交感神經阻斷劑

為高血壓合併冠狀動脈心臟病以及一般高血壓患者的首選用藥。此型藥劑其作用機轉，主要是經由降低心跳減少心臟需氧量，而達成降血壓的目的。初次使用時，常有疲憊感或手腳麻冷的困擾。其他常見副作用包括呼吸不順、失眠、性慾降低等。因此，在使用上必需由小劑量開始，而且不可驟然停藥，否則可能會因反彈效應引起心血管病變。

臨床上常用的乙型交感神經阻斷劑有：Propranolol (Inderal恩特來)、 Atenolol (Tenormin天諾敏)、Carvedilol (Dilatrend達利全錠)、 Betaxolol (Kerlone可洛暢膜衣錠)等。

(2)利尿劑

利尿劑除可用於高血壓的治療外，也常用於水腫積水的患者，一般依作用於排尿系統不同的部位來分類。

利尿劑可用於高血壓治療的作用機轉，是以降低循環系統中的水量，減少心臟的負荷來達到降血壓的效果，因效果不錯，且一天一次，使用方便又便宜，故亦常做為第一線用藥，尤其是老年性高血壓患者。長期使用，可能會

引起血糖、電解質、尿酸升高等代謝異常問題，須持續注意。其他常見的副作用有：無力、性慾降低、低血鉀、姿勢性低血壓、食慾不振等，一般可以降低劑量或更換不同機轉的利尿劑來改善副作用。

臨床上常用的利尿劑有：Bumetanide (Burinex理奧必瑞)、Furosemide (Lasix來適泄)、 Indapamide (Natrilix鈉催離) 等。

(3)血管收縮素轉換酵素抑制劑

血管收縮素轉換酵素抑制劑是藉由抑制體內血管升壓素轉換酵素的作用，進而阻止血管升壓素的製造，而使血壓得以控制。它的作用與腎臟有密切關聯，在腎功能不佳或腎動脈狹窄的患者要小心使用，但在糖尿病且有高血壓的患者，則是首選用藥。

常見副作用有：持續性乾咳、食慾不振以及疲倦等。對於不能耐受血管收縮素轉換酵素抑制劑的乾咳副作用者，可以血管收縮素轉換酵素受體抑制劑來作為替代藥物。

臨床上常用的血管收縮素轉換酵素抑制劑有：Ramipril (Tritace新達舒)、 Captopril (Capoten克甫錠)、 lisinopril (Zestril捷賜瑞錠) 等。

(4)鈣離子阻斷劑

鈣離子阻斷劑的作用機轉，主要是作用於周邊血管平

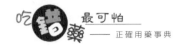

滑肌，使其舒張，進而使血管擴張，降低周邊阻力，降低血壓。目前多選用長效、血管選擇性高的藥品劑型。使用初期，偶有潮紅、頭痛等症狀，其它常見的副作用如：心跳緩慢、下肢輕微水腫、便秘、疲倦等，可以降低劑量或更換不同種類的鈣離子阻斷劑來改善副作用。

臨床上常用的鈣離子阻斷劑有：Amlodipine (Norvasc 脈優錠)、 Nifedipine (Adalat冠達悅歐樂持續性藥效錠)、 Verapamil (Isoptin SR 心舒平持續膜衣錠)等。

(5)甲型交感神經阻斷劑

甲型交感神經阻斷劑的作用，是藉由使血管肌肉鬆弛而達到降血壓之目的。常見的副作用包括：姿勢性低血壓、心跳過速、腸胃不適等。不可以隨便自行停藥。此類藥品除用於高血壓的治療外，臨床上，亦常用於良性攝護腺肥大的治療。

臨床上常用的甲型交感神經阻斷劑有：Terazosin (Hytrin 定脈平錠)、 Doxazosin (Doxaben可迅錠) 等。

(6)周邊血管擴張劑

如：Hydralazine (Apresoline阿普利素寧錠)。因為會引起類似紅斑性狼瘡之症狀、腸胃不適、性慾下降、惡血質等，除非其它的降血壓藥物效果不彰，臨床上已經很少使用此類藥品。

4.糖尿病

在正常情況下，人體會將吃進去的澱粉類食物轉變成葡萄糖，並藉由體內一種由胰臟所製造的荷爾蒙——胰島素的協助，讓葡萄糖進入細胞內，提供人體活動所需的能量。當胰臟不能製造足夠的胰島素，或其他原因導致胰島素無法發揮作用時，將使葡萄糖無法充分進入細胞內被細胞利用，血液中血糖濃度持續偏高，即所謂的「糖尿病」。

糖尿病的發生與遺傳有相當程度的關連，肥胖、情緒壓力、懷孕、藥物、營養失調等問題，也都可能促使糖尿病發生。但是糖尿病絕對不是一種傳染病，它不會傳染給別人，也不會被別人傳染。

糖尿病，古代稱為「消渴病」，俗稱為「三多病」，即吃得多、喝得多、尿得多，卻體重減輕。初期並沒有太明顯易察的症狀，患者往往是經由不經意的健康檢查或其他原因就醫時才發現。在血糖逐漸升高一段時日後，患者才會有頻尿、劇渴、經常過度飢餓（多食症）、疲倦、思緒不清、視力模糊、體重減輕、反覆感染疾病，或傷口不易癒合等症狀出現。

（1）分類

糖尿病的類型，一般可大分為第一型糖尿病及第二型

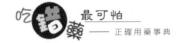

糖尿病。

　　第一型糖尿病，又稱幼年型糖尿病，通常是在幼年和青春期診斷出來，患者幾乎無法製造胰島素，所以必須每天注射胰島素，故又稱為胰島素依賴型糖尿病。

　　第二型糖尿病，台灣的糖尿病患九成以上是屬於此類，這一型的糖尿病通常在40歲以後得到，且以肥胖身材者居多。這些患者仍會分泌一些胰島素，只是分泌的量可能不夠，或細胞對胰島素感受性不夠。第二型糖尿病通常要數年的時間逐漸形成，而且症狀不像第一型糖尿病那麼明顯。許多第二型糖尿病患都可以經由飲食、運動、體重控制來控制血糖，但病情可能還是會繼續發展，後來則需要吃口服降血糖藥，最後可能仍必須打胰島素，此型糖尿病又稱為非胰島素依賴型糖尿病。

（2）併發症

　　糖尿病的可怕，主要在於其長期慢性的併發症，包括：

　　A.眼疾

　　糖尿病是造成成人失明的主因。常見的病變有白內障、視網膜病變、青光眼。糖尿病患須每年做一次以上的眼睛檢查。

　　B.心臟血管疾病

　　包括高血壓及動脈粥狀硬化。因此控制血壓，避免吃

高鈉的食物，多吃低脂高纖食物、多運動、減輕體重都是預防的方法。

臨床研究已證實：糖尿病患同時又有高血壓或高血脂者，血壓及血脂的治療目標值，都須比沒有糖尿病的患者為低，如此才能有效地降低死亡率。

C.腎臟問題

腎臟負責控制體液及電解質、排瀉身體代謝後產生的廢物。長期血糖過高，會破壞腎臟微血管，使腎臟功能受損，導致慢性腎衰竭。嚴重時，可能成為「末期腎病變」，就得要洗腎或是做腎臟移植，糖尿病就是造成腎臟衰竭的最常見原因之一。

D.神經系統疾病

長期血糖過高，會使周邊血液循環不佳，導致末梢神經受損，無法正常傳送訊號，結果可能出現消化障礙、肌肉無力、腸子或膀胱的控制問題、心臟與血壓失常、性功能障礙等症狀。

E.足部的問題

末梢神經受損，導致足部失去知覺，就無法靠疼痛來警告腳部受傷，是糖尿病患常有足部問題的主要原因。應保持足部皮膚的清潔、乾燥，買穿起來合腳又舒適的鞋子，避免打赤腳，每天至少仔細檢查雙腳一次。

F.皮膚問題

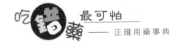

末梢神經受損及周邊血液循環不良,使得皮膚容易受到傷害而不覺,提高了感染的危險。血液和養分無法送達受傷的部位,使得傷口不易癒合。洗澡時務必使用溫水,洗後擦乾皮膚,然後塗沫一點乳液滋潤皮膚,保持皮膚的柔軟,同時預防皮膚龜裂。

(3)短期併發症

最常見的是高血糖和低血糖,這兩個情況都有危及生命的可能。患者需熟知高血糖及低血糖的症狀、處理方式,並且經常監測自己的血糖。

A.高血糖

血糖濃度高於250 mg/dL,或是連續三天在同樣的時間大於等於180mg/dL時,就是高血糖。

短期內血糖濃度升高,可能會造成酮酸血症,或是高血糖高滲透性症狀。高血糖的症狀有:頻尿、劇渴、經常或過度飢餓、視力模糊、倦怠、思緒不清。應詢問醫師該如何處理,確定自己服藥的時間和劑量,是否需要調整等等。

B.低血糖

症狀通常在血糖低於70 mg/dL時出現。低血糖發生得很突然,進程有三個階段:輕微、中度、嚴重。警訊症狀包括:發抖、盜汗、心跳劇烈或快速、視線模糊、頭痛、眩暈或頭重腳輕、餓得發慌、嚴重疲勞、頭腦不清、精神

無法集中等等。嚴重時非常危險,可能迷失方向、失去知覺、痙攣,甚至還可能昏迷不醒。

因此糖尿病患者應該要隨身攜帶糖果。當有低血糖的症狀出現時,趕快吃或喝下一些含糖食品或飲料,例如:兩茶匙蜂蜜、方糖……等。在吃下這些糖之後,休息15分鐘左右再測一次血糖,如果血糖還是沒有升上來,就重覆一次療法。開車前要特別量測血糖值,以免低血糖發生造成車禍。可以隨身放一張卡片,說明你的糖尿病狀況及需要何種處理。睡前也要特別測量血糖,因為睡眠期間不會醒來處理低血糖的問題。

(4)藥物治療

糖尿病的治療除了飲食控制、運動及注射胰島素外,最廣為使用的就是口服降血糖藥了。第二型糖尿病的患者,當飲食及運動無法使血糖維持在目標範圍內時,就需要吃藥了。

目前可用來治療糖尿病的口服降血糖藥物有五類,簡介如下:

A.磺基尿素類(Sulfonylureas)

這類藥的作用是刺激胰臟分泌較多的胰島素,使身體細胞吸收較多的葡萄糖。身體已經不能分泌胰島素的人,不應使用磺基尿素類口服降血糖藥。服用這類藥物時要少喝酒,因為喝酒會提高低血糖的危險。

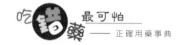

在飯前30分鐘左右服用對飯後血糖降低效果最顯著，因食物及高血糖本身會降低及延後這類藥物之吸收，為了避免嚴重低血糖之副作用，要記得在30分鐘內吃飯。其他副作用包括腸胃不適、胃口不振、皮疹、皮膚癢等。

此類藥品臨床上常用的有：Amaryl（瑪爾胰）、Gliquidone (Glurenorm糖瑞平錠)、Gliclazide (Gluzide格汝糖錠)、Glibenclamide (Gliben固利康錠)等。

B.雙胍類（Biguanides）

如：Metformin（克醣錠），作用是減少肝臟分解葡萄糖，控制血糖，減少小腸從食物中吸收葡萄糖。因此應優先使用於肥胖的第二型糖尿病患者身上，使其進食減少，體重下降，改善胰島素週邊作用，不影響胰島素的分泌，所以也較不易引起低血糖反應。

副作用可能造成腹部脹氣、腹瀉、胃口不振、惡心、嘔吐。有的人會覺得吃了藥後口腔有鐵味，不過這些問題通常都只是暫時性的，一旦身體適應，就會消失。

另外，乳酸中毒是糖尿病罕見但是嚴重的副作用，有肝臟或腎臟問題的人比較可能發生。原因是乳酸進入血液的速度太快，改變身體裡的酸度，因此有肝臟或腎臟問題的人不應服用這種藥。喝酒會提高發生這種情形的危險性，因此應避免喝酒。乳酸中毒的症狀包括虛弱無力、倦怠、肌肉疼痛、呼吸困難、發冷、暈眩、心律不整等。

C. α-解甘酵素抑制劑（α-glucosidase inhibitor）

如：Glucobay （醣祿錠），作用在小腸，可以抑制蔗糖分解所必須有的α-解甘酵素，進而抑制碳水化合物在腸道的分解吸收，有效降低飯後血糖濃度。這種藥必須在餐前或是用餐時服用，以降低吃下食物後會出現的葡萄糖高峰期。但是，雖然單獨使用不會引起低血糖反應，但與磺基尿素類或胰島素合用時，一旦發生低血糖反應，最好馬上口服葡萄糖。但是，不能使用蔗糖或其他碳水化合物，因為蔗糖或其他碳水化合物的分解吸收已被抑制，無法緩解低血糖反應。

常見副作用包括：放屁和腹瀉等腸胃不適。副作用通常會在3~4週後隨著身體比較適應這種藥物而消失。為預防副作用的發生，也可以從低劑量開始服用，再逐漸增加劑量，直到達到目標值為止。

D. 胰島素增敏劑（Thiazolidinediones）

如：Avandia （梵帝雅）、Pioglitazone (Actos愛妥糖錠)等。主要作用為促進細胞核內接受器活性，加強胰島素的作用，將葡萄糖帶進細胞內代謝。此藥不需考慮飯前或飯後服用。不過值得注意的是，如果患者有活動性肝病或肝功能指數（GPT、GOT）已在正常值上限2.5倍以上時，不應處方這類藥物。

此外，在開始使用這類藥物第一年內，必須每個月驗

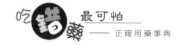
肝功能指數，連續六個月；然後再每兩個月驗一次，共三次，六個月，此後仍須每年定期檢驗。一旦肝指數上升至正常值上限的 2.5 倍以上，則須注意，如果兩次在3倍以上，即應馬上停止使用。

E.Meglitinides類

如：NovoNorm（諾和隆錠），這種藥的作用很快，但是藥效持續的時間很短，主要是針對用餐時血糖的變化發揮作用，可用來控制餐後發生的血糖升高。如果有一餐沒有吃，就不需吃藥；如果多吃一餐，也要在多吃的這一餐前多吃一次藥。其主要是作用在胰臟，刺激胰臟分泌較多的胰島素。副作用是低血糖、心血管問題等。

（5）使用胰島素的注意事項

針對第一型糖尿病患者終其一生都須注射的胰島素，大家對胰島素也應有大致的認識。胰島素以來源區分，大致可分為牛胰島素、豬胰島素及人類胰島素三種。若依作用時間長短區分，則可分為超短效、短效、中效及長效。可以混合作用時間長短不同的胰島素，使整天血糖得以控制在最佳狀態。但須注意不同清、濁劑型抽取的順序，避免污染藥液。

　　未拆封的胰島素，應儲存於2~8℃冰箱中冷藏，不可放在冷凍庫中，冰凍的胰島素可能會使效力減低。至於已經拆封使用的胰島素，可以放在25℃以下的室溫中儲存30天。

　　注射胰島素，常見的副作用是低血糖，症狀包括發汗、顫抖、心悸、飢餓、意識不清、視線模糊、痙攣等，嚴重的低血糖應即刻給予升糖素或葡萄糖。

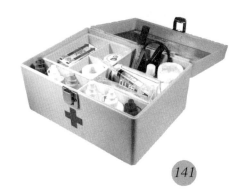

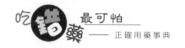

5.慢性阻塞性肺病

　　慢性阻塞性肺病，是幾個慢性肺部疾病的總稱，包括：肺氣腫、慢性支氣管炎等。它的形成緩慢，往往需要二、三十年的時間才會出現症狀。

　　慢性支氣管炎是一種呼吸道炎症反應，主要是支氣管、細支氣管的管壁或粘膜腫脹，加上大量的分泌物堆積在管腔內，造成呼吸道的阻塞，引起咳嗽及咳痰的症狀，且一年當中，至少發作三個月，並至少持續二年以上。

　　肺氣腫乃是指：末梢小支氣管以下的氣道擴張，合併有肺泡間隔破壞的情形。雖然阻塞的程度，可因氣管擴張劑的使用而改善，但是某些程度的阻塞仍是經常存在的。一般而言，肺氣腫的患者比慢性支氣管炎患者較為呼吸困難與活動力受限。

項　目	慢性支氣管炎	肺氣腫
型　態	呼吸通道疾病	肺泡疾病
好發於	男性40~50歲	男性50~60歲
病理與生理	小呼吸道因慢性感染而狹窄，支氣管黏液杯狀細胞肥厚增生，分泌物增加，纖毛活動受損	肺泡壁間隔受損，肺泡異常擴大過度充氣，喪失肺彈性，吐氣時呼吸道塌陷
最初症狀	一早咳嗽痰多、發紺	呼吸困難，體重明顯減輕，噘嘴呼吸
動脈血液氣體分析	嚴重缺氧，高碳酸血症	中度缺氧，二氧化碳稍低或正常；末期則易嚴重缺氧，高碳酸血症
合併症	常見肺心症、心衰竭	晚期較易出現肺心症、心衰竭

　　評估慢性阻塞性肺疾嚴重程度，最好的方法仍然是肺功能測定。使用肺容積測定儀，令患者盡最大的能力深吸氣，夾住鼻子，然後對著儀器入口用力吹出去。儀器可以記錄吹出氣流的速度及肺活量，氣流速度的快慢顯示呼吸道通暢與否，肺活量的大小顯示胸廓及肺的大小。

（1）治療

A.戒煙

　　根據調查顯示，肺氣腫的病患停止抽煙後，除了可以抑止肺功能惡化外，有時肺功能也可以恢復至某種程度，因此，停止抽煙是治療的第一步。

B.預防感染

　　慢性阻塞性肺疾的病患經常受到感染，尤其是抵抗力較差的重度阻塞患者。日常生活中最好少到人多擁擠的地方。注意自己的營養狀況，增加抵抗力，注意添加衣服，以免受涼；另外，也可以求助於疫苗的預防注射，例如流行性感冒疫苗及肺炎雙球菌疫苗預防注射等。疫苗是用殺死的細菌做成的，雖安全可靠，但必須3到5年打一次。

C.氣管擴張劑的使用

　　支氣管擴張劑大致可以區分為四大類，包括黃嘌呤類、交感神經興奮劑、副交感神經阻斷劑及類固醇等其他類藥物。大部份慢性阻塞性肺疾的患者都會合併出現氣喘的症狀，也就是支氣管收縮的現象。支氣管擴張劑，可使

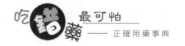

氣管擴張或可清除分泌物，恢復呼吸道的通暢。

D.抗生素

在胸部感染的跡象出現後，就應該使用抗生素。這些跡象包括痰的顏色改變，如從白色或灰黑色變成黃或綠色，咳嗽轉劇，痰量增加等。常用的抗生素包括，四環黴素、紅黴素，和安比西林。

E.毛地黃及利尿劑

慢性阻塞性肺疾的患者可因心臟衰竭導致下肢水腫或因肺心症引發右心衰竭，此時則須使用利尿劑緩解症狀。如果是重度的阻塞性肺疾的病患，除了右心衰竭外，常合併左心衰竭，此時則應使用毛地黃。

F.可體松

可體松除了消炎的作用外，還可以增強支氣管擴張劑的作用，達到支氣管收縮，緩解症狀的目的，但長期使用可能導致很多副作用。

G.氧氣治療

一般人體的缺氧狀態，可分為缺氧血症及組織缺氧，可由動脈氣體分析中氧氣的分壓來判斷。介於40~60mmHg是中度缺氧血症，少於40mmHg則為重度缺氧血症。並非每一位慢性阻塞性肺疾的病患都需要使用氧氣治療，一般而言，呼吸動脈血壓分壓，等於或小於55mmHg則需要使用氧氣治療。

H.肺部復健

　　肺部復健主要是呼吸方式的再訓練及運動訓練。

　　正常人的吸氣工作大部由橫膈完成，因此呼吸方式的再訓練，著重於控制橫膈的運動。令患者平躺，治療人員的手置於患者上腹部中央並稍加一點力，要求病患吸氣時將治療人員的手往上頂；或者上腹部中央置一重量適當的沙袋或厚書，練習頂沙袋或書。練習久了自然能夠領會支配控制橫膈，有效地呼吸。功效就如同以坐姿保持前傾的姿勢，使呼吸較不費力，同時也可降低呼吸的次數。

　　如果是站立的姿勢，配合身體前傾、腹肌收縮、嘴唇微閉，可以減少呼吸困難的程度。有的人利用增加吸氣阻力的器具，加重吸氣肌的工作，達到訓練吸氣肌的目的，例如經由一個阻塞的管道吸氣。類似的訓練也可以用於吐氣肌的訓練，通常訓練的量是每天3~4次，每次5~10分鐘，訓練時最好是夾住鼻子，並避免過度疲勞。

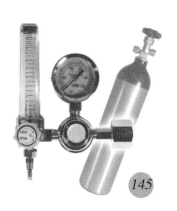

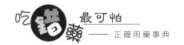

6.肝病

　　根據衛生署的統計，民國90年死於慢性肝病、肝硬化，及肝癌的患者共11654人，列十大死因第三名，僅次於惡性腫瘤、腦血管疾病。相當於每天有31人因肝病而死亡，肝炎帶原者更高達300萬人。

　　肝臟，是一個柔軟的組織，不像其他器官或組織，並無神經分布。所以，肝病並不會以「痛」來表現。當有黃疸或其他自覺症狀出現時，常已到了不可收拾的地步。患者此時常會尋求偏方或非正統醫學的另類療法，更加深了疾病的複雜性。

　　其實肝炎的治療已比十多年前進步很多了。從前一旦罹患肝病，尤其是活動性肝炎，醫師常是束手無策，患者更是坐以待斃。但如今，拜醫學進步之賜，即使無法完全消滅病毒，但仍可以控制病毒活性，避免病情惡化。

　　有的人甚至可能一輩子與病毒共存而相安無事。但若自行亂服中草藥及不明來源的偏方，卻可能使病毒變活潑而大肆侵略，以致病情惡化。

　　台灣主要的肝病是病毒性肝炎。可分為A、B、C、D、E、G六型病毒性肝炎，其中A、E型病毒主要由糞口傳染，常造成急性肝炎。但通常在4~8星期左右肝機能都會恢復正常。而慢性肝炎則主要是由B、C型病毒感染，常藉

由血液而傳染，是目前防治上比較棘手的病毒型肝炎。

另外，D型病毒是一種有缺陷的病毒，必須借助B型病毒的表面抗原外套之協助，才能造成個體感染。至於G型病毒，則尚未研究清楚。

目前肝炎的治療以B型肝炎及C型肝炎為主。

（1）B型肝炎的治療

B型肝炎的藥物治療主要有三類：保肝片、干擾素，及抗B肝病毒的拉美芙錠(Lamivudine)。

保肝片大多數是天然植物或動物內臟的萃取物，另外加入多種維他命或微量元素綜合而成。保肝片雖然具有保護肝臟細胞或促進細胞修復的作用，但並無直接抑制B肝病毒或加強免疫的作用，治療效果有限。

干擾素具有直接對抗病毒及加強免疫的作用。長期注射可以提高B肝病毒由活動性轉為非活動性的機率，並使病情穩定。干擾素在使用時會有一些擾人的副作用產生，如早期使用時，會有類似感冒的症狀(如發熱、惡寒、惡心、身體酸痛等)及腸胃不適；之後，可能會有白血球低下、掉髮、睡眠不足、體重減輕，甚至憂鬱的症狀產生。

干擾素必須在適當時機下施打才能發揮最大療效，因此，須在醫師謹慎仔細的評估後，方可使用。

拉美芙錠(Lamivudine)是近年才上市的抗B肝病毒藥，有不錯的抗病毒作用，使B肝病毒由活動性轉為非活動性的

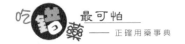

成功率並不亞於干擾素，而且少有明顯副作用。但是，此藥長期使用後易生抗藥性，停藥後也易再復發甚至惡化，因此，也必須在醫師的嚴格監督下方可使用。

（2）C型肝炎的治療

C型肝炎的治療藥物也有三類，保肝片、干擾素，及羅拔除(Ribavirin)。

羅拔除為一種口服的類核甘酸製劑，需與干擾素併用，可增強干擾素的治療效果，羅拔除單獨使用的效果並不好。適用於以干擾素治療3個月無效，或再復發的C型肝炎患者。

至於中藥的使用，則須謹慎為之。國人使用中藥的習慣大部分是口耳相傳，自行服用，在沒有專業醫療人員的監督下使用是非常危險的。

例如，在日本用於治療慢性肝炎的小柴胡湯，在西元1998~2000年間引起患者產生間質性肺炎，甚至有8人因而死亡，其中5人是死於肝癌及肝硬化。因此，日本政府下令禁止使用於肝癌及肝硬化患者。

另外，台北榮總分析近年來因藥物傷肝的616個案例中，中草藥排名第二，僅次於抗結核病藥物。所以，中藥的使用怎能不慎。

慢性肝炎的治療，首重於降低病毒的活動性。慢性非活動性肝炎帶原者則可以和病毒和平相處，但須定期檢查

肝功能指數。至於活動性肝炎的治療，需配合醫師的處置，即使服用中藥，也應尋找合格的中西醫師，先做詳細的檢查，並定期追蹤。切勿求好心切，私自聽信坊間偏方，花費了大筆金錢事小，卻可能延誤病情，甚至爆發猛暴性肝炎而致命。

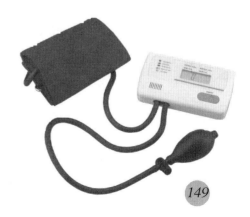

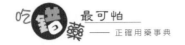

7.腎臟病

腎炎、腎病症候群及腎病變，簡稱腎臟病，為台灣第七大死因。

造成腎臟產生疾病的原因很多，有先天性的，也有後天性的疾病。先天的疾病常見的有多囊性腎病變等；而後天性的疾病在台灣主要有慢性腎絲球腎炎、糖尿病、高血壓、慢性腎盂腎炎、止痛劑或毒性藥物引起之腎病變（可能會造成急性腎衰竭）、紅斑性狼瘡及風濕性關節炎等膠原性疾病。這些疾病如果經過適當的治療，或是控制良好，其實是可以延緩或避免對腎臟的損傷。

腎臟病中最常見的就是尿毒症與腎衰竭。

現在因醫學的進步，許多患者還沒有到尿毒症的地步就開始作洗腎治療。以人工的方式替代無法工作的腎臟，將身體代謝的廢物及多餘的水分排出去，以回復身體的健康，重獲正常的生活。因此，洗腎的方式可以維持很長的時間。有的患者若年紀尚輕，也可考慮腎臟移植，但台灣的腎臟來源不多，等待的時間很長，因此有許多人甘冒風險赴大陸換腎，換腎後長期服用抗排斥藥物，也有其副作用。這些治療仍有多方面需要考量。

所謂洗腎，即為血液透析。利用血液透析的方法，將身體的血液透過管路進入透析器（人工腎臟），在半透膜

中與透析液作物質交換，血液中的廢棄物會由此排出到透析液中，透析液中的電解質進入血液中，補充血液中的不足，經過物質交換處理後的血液，再經由另一個管子回到身體。

洗腎（血液透析）的作用，為移除尿素氮、尿酸、肌酐酸等蛋白質代謝的產物，維持正常電解質濃度，除去代謝過程中產生的酸，及堆積在體內多餘的水分與鹽類。

腎衰竭或尿毒症的患者在經過洗腎之後，全身性的症狀可改善許多。一般若是急性腎衰竭的患者在經過幾次洗腎後，腎臟功能會逐漸恢復，就不需要再洗腎；而慢性腎衰竭患者，有少部分有可能因腎功能恢復而可以停止洗腎。不過大部分的慢性腎衰竭患者可能仍需要長期規律地洗腎。洗腎的療程每次需要4小時，一般每週3次。

談到洗腎，其實有許多人是可以避免的。如原有的疾病能控制好，像是糖尿病的患者控制好血糖值，高血壓患者控制血壓，維持血壓的穩定，都可以減緩對腎臟功能的損害，並不會惡化至腎衰竭。但是由於有許多人忽視控制原有疾病的重要性，或是迷信偏方、亂服中藥或草藥，甚至不明來源的藥物，而造成腎臟的損傷，甚至腎衰竭。

由於腎臟病早期經常是沒有症狀的，成人最好能定期抽血及驗尿檢查腎功能，若能早期發現腎功能異常，即可早期給予適當的治療。

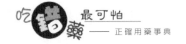

　　如果是糖尿病的患者，應積極地控制血糖，維持糖化血色素在7以下，最好能每半年做腎功能及尿蛋白的檢查。

　　高血壓的患者，最好將血壓控制在138/83 mmHg以下，以避免其他併發症發生。惡性高血壓的患者，若沒有好好控制血壓的話，甚至有的在幾個月內就需要洗腎治療了。因此，對高血壓患者而言，控制好血壓，就是預防尿毒症最基本的步驟。

　　另外，濫用藥物，如長期服用高劑量或多種類的止痛劑、不當使用類固醇、某些種類的抗生素、甚至服用偏方、不明藥物或中草藥等，都有可能引起急性腎病變。因此，在使用藥物上應謹慎，遵照醫囑使用為宜。

　　目前，已知能有效預防腎病變的藥物為轉化酵素抑制劑（ACE inhibitor）。它原是作用在腎臟的降血壓藥物，後來發現除了降血壓作用外，它對於減少蛋白尿，保護殘餘的腎功能，減緩末期腎臟疾病的發生也有療效。不過，矛盾的是，它也有可能會有蛋白尿的副作用。

　　慢性腎衰竭的患者應注意的是：

(1)避免可能惡化腎功能的因素

　　如濫用藥物、脫水、心衰竭、低血壓、休克、泌尿道感染或阻塞、電解質不平衡等。

(2)低蛋白飲食

控制血糖血壓，使用轉化酵素抑制劑，降低蛋白尿。

(3)預防尿毒併發症

預防貧血、骨病變、營養不良及血液酸化症。

(4)治療其他合併疾病

治療心臟血管疾病及糖尿病神經和視網膜病變。

(5)嚴重腎衰竭準備腎取代性治療

教育患者選擇各種替代療法，決定何時作血管瘻管及何時開始透析治療。

(6)至於洗腎患者的自我照顧原則

就是規律地洗腎、營養充足、養成運動的習慣，還是可以照常工作，維持良好的生活品質。

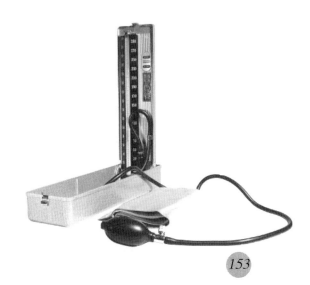

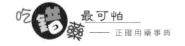

8.肺結核

結核病主要是一種肺部遭受結核桿菌感染的疾病。它可以經由飛沫傳染，在人口稠密、通風不良的場所較易感染。其病灶可能呈現壞死、乾酪或鈣化現象，但外形均為結節狀，故稱為結核病，一般俗稱為肺癆。

世界衛生組織 (WHO) ，在1995年公佈的結核病流行報告中指出：結核病為全球十大傳染病之第二位。全世界可能已經有1/3的人口感染結核桿菌，該年因此疾病死亡人數達310萬人，多數是成人。

據研究報告指出，一位活動性肺結核的病患若不治療，一年內將會感染10~15個人。因此若無法有效治療結核病患，結核病患人數將無法減少。而因為多重抗藥性結核菌的出現，結核病的治療工作更形困難，也加速結核病在世界各處的傳播。WHO於同年指出，若依照全球每年新增800多萬結核患者的趨勢持續下去，預計未來50年，全球將再增加5億結核患者 (每年平均增加約1000萬結核病例)。

結核病是一種慢性病，感染後並不一定會發病，即使發病也不會立即有症狀，通常是隔了幾個月、幾年、甚至於幾十年後才發病，不治療的話會愈來愈嚴重，也會傳染給別人，尤其是接觸親密的家人。

它的生命力強韌，很容易對藥物產生抗藥性，因此如

不一次徹底治療，以後要再治療就不容易。所以必須聽從醫師的指示把藥吃完，絕不可以因為自己感覺病情好一點就停止服藥。

結核桿菌主要以空氣為傳染媒介，也就是所謂的飛沫傳染，當傳染性肺結核患者咳嗽或打噴嚏時，含有結核菌的痰液變成飛沫散布到空氣中，正常人吸入後，結核菌便有機會在肺部繁殖，使肺部受到感染。若常和具有傳染性的肺結核患者密切接觸，最容易受到傳染。

許多人可能會問：若不小心吸到結核桿菌後就會感染嗎？其實不然。因大部分的人由於身體有足夠抵抗力，會自然痊癒（鈣化）而終其一身都不發病，但有少部分受結核菌感染的人，因身體狀況欠佳，抵抗力較差時 (如老人、糖尿病、愛滋病、營養不良等患者)，潛伏體內的結核菌會活動繁殖起來而發病。

結核病分為開放性和非開放性兩種。開放性患者，痰內含有結核桿菌，在咳嗽或打噴嚏時，會經由飛沫傳染給別人，佔較少數。非開放性患者，佔大多數，其痰內沒有結核桿菌。但開放性患者與非開放性患者具有互動關係，也就是開放性患者接受有效治療後，可以變成非開放性患者；相反的，非開放性患者不接受治療或治療不當時，也會變成開放性患者。

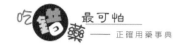

第 一 線 抗 結 核 藥 物 注 意 事 項 表				
藥 品	劑 量	副 作 用	注 意 事 項	附 註
立復黴素	每日使用 10-20 mg/kg, 口服、空腹	肝炎(黃疸、SGOT↑、 SGPT↑)發熱反應、紫癜(甚少)皮膚過敏、腹部症狀	SGOT/SGPT 非定期 (測定肝機能)	殺菌作用,橙色尿(無關 重要),務必一次口服
異菸鹼酸胺片	成人每天 5 mg/kg,1次服用	末梢神經(蟻走感)、 肝炎、過敏	SGOT/SGPT 非定期 (測定肝機能)	殺菌作用,有末梢 神經炎時可使用B6
孟表多	15 mg/kg,1次服用	視神經炎(停藥可恢復, 15 mg/ kg 時少見)、 皮膚疹	視力障礙出現時立即 停藥,並請眼科專門 醫師檢查	有腎臟病或不易作 測驗時小心使用
彼勞滅錠	20-30 mg/kg 1日1次或分3次 口服	肝臟障礙、關節痛、痛 風(尿酸↑)色素沈著(眼 周圍、陰部)	尿酸,SGOT/SGPT	

　　早期肺結核幾乎沒有任何症狀,也不會不舒服,所以很容易被人忽略,真正有症狀出現,如食慾不振、體重減輕、咳嗽、吐痰、盜汗,甚至咳血等時,大多已經是中度或重度肺結核了。常常接觸肺結核患者的人,應該要定期接受檢查,以早期發現,早期治療。一般成年人也應該固定每年做一次胸部X光檢查。如果感染結核病,只要遵照醫師的囑咐,不間斷的接受6個月正確有效的藥物治療,就能痊癒。沒有任何藥物可在短期內完全治好肺結核病,不要輕信秘方或特效藥,以免延誤病情。

　　因為結核桿菌是一種很難纏的細菌,所以肺結核藥難免會有一些輕微的副作用,但初次治療所使用的藥物,副作用其實很輕微。所以不要因為有副作用就不吃藥,如果第一次感染不完全治好,等到結核桿菌產生抗藥性,要再治療那才真的麻煩呢!

　　世界衛生組織為了使全球結核病全面控制與消滅，在各國積極推行"都治計劃"（DOTS，Directly Observed Treatment Short-course），讓每個患者在觀察員嚴密的觀察下，服下每劑藥物，迅速於預定時間內治癒，並遏阻傳染源及多重抗藥性的發生。

　　國內於民國90年5月起全面實施世界衛生組織提倡之DOTS計劃，落實早期診斷，提供正確有效的藥物，確保患者按時服藥，且監督疾病的進展直至痊癒為止；並極力預防抗藥性結核病的發生，加強對接觸者及高危險群患者早期發現的工作；加強疫情監視，防範集體感染。同時，主動積極的參與世界衛生組織的結核病防治工作等。

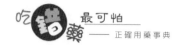

9. 敗血症

敗血症 (sepsis) 是許多重症加護病房病患最主要的死因之一。

根據美國的統計分析資料，敗血症每年有75萬個病例，只有50% ~70% 的存活率，每天超過600位患者因敗血症及其併發症死亡，是死亡原因的第十三位。在台灣，根據衛生署公佈的資料，敗血症是民國87年度的第十三大死因。

簡單的說：敗血症是指人體內被細菌侵入，並且免疫能力不足，造成細菌大量在血液內繁殖，並且產生一些毒素，使體內各器官功能損害，嚴重的話，甚至造成各器官衰竭及休克。發生的原因有二：1.細菌感染；2.人體自體免疫力不足。

敗血症常見的臨床症狀包括：發燒、畏寒、呼吸快速、意識模糊等，有時患者不會發燒，反而出現體溫過低現象 (低於攝氏36度)，更嚴重時會出現血壓過低、出血傾向 (凝血反應異常) 及多種器官衰竭的現象，如尿量減少 (腎臟衰竭)、肝功能異常及黃疸等症狀，可稱之為敗血性休克，最後患者往往因多重器官衰竭而導致死亡。

敗血症是涉及多種器官系統的全身性發炎反應，因此沒有那種單一治療就足以發揮療效，只能針對各種器官系

統功能異常加以治療。但最重要的，敗血症是由感染所引起。在臨床上懷疑敗血症的時候，便要根據各種資料研判可能感染的部位，並依照可能的微生物菌種給予廣效的抗生素 (或抗黴菌藥物)。同時儘可能將感染部分清除，例如肝膿瘍視狀況應予以引流等。而某些治療性留置管，例如動、靜脈留置管或尿管，則應做細菌培養並更新。

敗血症的治療與患者原本的健康狀況有密切關係，例如糖尿病患者得到敗血症，便必須將血糖控制得很好；其他如原本就有呼吸障礙，或腎功能不全的病患，會增加敗血症治療的困難度。而由於抗生素的濫用，使得細菌的抗藥性越來越強，也使敗血症越來越不易治療。

敗血症的治療原則如下。

(1)適當抗生素(antimicrobial agents)的治療

(2)感染病灶的處理：切開引流，移除血管內裝置或其他體內異物，儘快處理感染源

(3)治療基本疾病

(4)積極的支持療法：給予大量點滴輸液、血管加壓素，維持心臟血管功能，以維持生命現象。

關於抗生素的使用原則是一旦懷疑患者有敗血症，應立即根據各種線索判斷出最可能的病原菌，投以適當的抗生素製劑。給藥之前，儘可能採集血液及相關檢體做細菌培養。待初步評估及培養的結果出來時，加上最初48~72

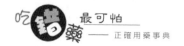

小時的病程變化，將藥物做必要的調整。必須強調的是，強而廣效抗菌製劑的使用，並不能保證治療一定會成功。以合理恰當的診斷步驟來決定適當的治療，才是最重要的。

因敗血症病患體內局部血流改變，藥物經由肌肉或口服給藥，吸收會受影響，所以給藥途徑以靜脈注射為佳。當病患穩定後，約48~72小時內未再出現發燒、白血球數目恢復，可口服藥物時，可將注射抗生素改為口服抗生素。一般而言，抗生素使用期限為10~14天，若病患的白血球數目偏低，則抗生素需持續使用，直到白血球數目正常，72小時內未再發燒為止。

敗血症為病源菌感染所引起的全身性發炎反應症候群，所以及時發現病源及菌種，使用適當的抗生素，對於敗血症的治療有舉足輕重的地位。

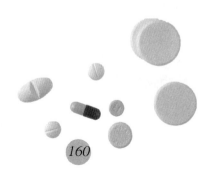

10.肺炎

　　肺炎，顧名思義，就是指肺部發炎，通常由微生物引起，包括：細菌 (bacteria)、病毒 (virus)、黴菌 (fungus) 等。一般依致病因的不同，將由肺炎雙球菌等細菌引起的肺炎稱為典型肺炎或肺炎，而將其他致病源導致的肺炎稱為非典型肺炎，包括：病毒、肺炎黴漿球菌 (Mycoplasma pneumoniae)、肺炎披衣菌(Chlamydia pneumoniae)及退伍軍人菌 (Legionella species)等所引起的肺炎。

　　非典型肺炎跟一般的肺炎不同，病人通常不會出現典型呼吸道病徵，只會出現類似感冒的病徵，包括：喉嚨痛、乾咳、頭痛、發燒、肌肉痛及呼吸急促等，但徵狀可能並不明顯。一般患者會在晚間咳得較嚴重，並會有小量白色或黃色的濃痰，且可能持續數星期。

　　非典型肺炎是在年輕人中常見的肺炎型態，有可能在學校、軍區、工作間及家裏形成流行病。非典型肺炎通常在10至14天內便會痊癒，但有些患者的咳嗽、疲倦等身體不適感，可能會持續數週。患者最好在5至7天內到醫生處複診，檢查情況有否好轉。若是細菌感染，則需服用抗生素，如肺炎黴漿球菌感染則給予口服紅黴素，持續10~14天。若是病毒引起的非典型肺炎，抗生素是無效的，如果情況不嚴重，可能不需要服用什麼特別的藥物，否則可能須考慮使用抗病毒類藥物。

　　另外，若依肺炎發生的時間及地點而分，肺炎一般又可分為：醫院感染的肺炎(hospital-acquired pneumonia)及社區感染的肺炎 (community-acquired pneumonia)。

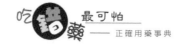

　　醫院內感染的肺炎，是指在住院期間由細菌、真菌、病毒或原蟲等，引起的肺炎。在老年人中的發生率明顯高於年輕人，發病率達0.5%～15%，主要病原菌以革蘭氏陰性菌最常見，占68%～80%，其中又以綠膿桿菌、大腸桿菌、克雷白氏桿菌及不動桿菌為最常見。其次為革蘭氏陽性球菌占24%，另外為黴菌約占5%。一般「醫院內感染」的定義為：住院48小時以後才感染的感染症。院內感染的肺炎佔院內感染第二位。

　　研究指出，院內感染的肺炎除可造成住院日延長外，死亡率更可達50%。院內感染性肺炎，需作細菌培養，針對特定菌種，給予適當的抗生素治療。對院內感染肺炎之預防，主要在預防上呼吸道細菌聚集著落，減少口咽部分泌物吸入肺部的危險，及儘量避免影響上呼吸道之防禦能力。所有接觸病人的醫護人員，皆需有正確的洗手步驟，並需注意改善病人營養狀態，儘量不放鼻胃管或氣管內管，避免過量的鎮靜劑，及呼吸器材的小心消毒等。

　　社區感染的肺炎，指一般發生於社區或住院前的肺炎。社區性肺炎其嚴重性與細菌的種類、病人危險因子、年齡等因素，有很大的關係。常見感染菌種以肺炎鏈球菌為主，治療藥物主要是盤尼西林類抗生素。

　　近年來，由於廣泛使用（甚至濫用）抗生素，導致引起肺炎的微生物抗藥性增強。另一方面，或許因為接受免疫

抑制藥物治療的緣故，免疫力差的患者日益增多，導致一般不會引起肺炎的微生物，卻能在這些免疫力差的患者身上作怪。目前，肺炎仍為世界各國十大死因之一，我國也不例外。根據衛生署的的資料統計，台灣肺炎占十大死因的第七位，每年約有4,000人因肺炎而失去寶貴的生命。

即使現在，對肺炎致病菌的診斷仍有困難。所以，肺炎患者的最初治療通常是根據流行病學及臨床病徵判斷。

如果肺炎患者的症狀是急性發作，年齡50歲以上，白血球增加，咳嗽帶有膿痰，且痰液抹片有革蘭氏陽性球菌，則肺炎雙球菌或混合喜氧及厭氧的細菌感染是最有可能的，此時藥物治療以盤尼西林或具抗 β -內醯胺酶藥物(如：安滅菌augmentina) 較為理想。

但是，若患者的症狀不像細菌感染，且年紀較輕，同時有結膜炎、乾咳、白血球數目正常或是減少等病徵，則非典型肺炎的機率較高，可用巨環黴素治療黴漿菌引起的感染；或認為可能是病毒感染，則不用抗生素治療。

二、三十年前，幾乎所有的肺炎雙球菌對盤尼西林都無抗藥性。但近幾年來，肺炎雙球菌對盤尼西林的抗藥性則將近80%。研究顯示，若盤尼西林抗藥性菌株增加時，β －內醯胺酶抗生素的最低抑菌濃度也隨著增加。因此，對盤尼西林具抗藥性之菌株，對所有環孢素類抗生素(cephalosporin) 的最低抑菌濃度值均較高。

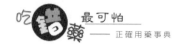

　　肺炎黴漿球菌 (Mycoplasma pneumoniae)感染可能導致各種程度的呼吸道症狀,肺炎是最常見的,其特色是明顯的咳嗽及發燒。黴漿菌的感染通常是不會流鼻涕,這個特徵有助於臨床上區分黴漿菌或是其他菌種感染所導致的肺炎。

　　嬰兒和65歲以上的老人,是容易罹患肺炎的高危險群。很多病患是因呼吸道病毒感染(感冒),但長時間未能痊癒,結果身體抵抗力降低,引發了細菌的二度感染。

　　除了老人和嬰兒外,若本身為慢性阻塞性肺病、糖尿病、充血性心臟病、鐮狀細胞貧血症、愛滋病、氣喘等慢性病患者、癌症正在接受治療者及器官移植等免疫功能不佳的患者,抵抗力較差,只要有病原體入侵,就可能從小感冒演變成肺炎。近幾年冬天,衛生單位都會呼籲老年人或曾因心肺疾病住院的人,應事先施打流行性感冒疫苗。這種疫苗由於每年感冒病毒不同,因此需要每年接種。

　　對於感染肺炎的病患,建議如下:

(1)就醫

　　視情況住院或定期回診,按時服藥,不可任意停藥。

(2)臥床休息,大量喝水

(3)接受胸部X光造影檢查以確定診斷及看看有沒有潛在的其他原因。完成療程 後,再次接受X光檢查胸部,看看是否已完全痊癒。

(4)如果痰積聚太多,物理治療也有幫助。

PART·5·

健康照顧
理想國

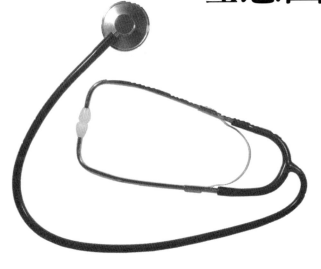

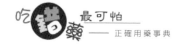

1.有品質保障的專業照顧

在實施全民健保的今天，對民眾的醫療照顧是否已達民眾所希望的標準呢？答案是存疑的。

在各科難易、風險不同，且健保給付鬆緊不一的情況下，大型教學醫院面臨外科醫師斷層，小兒科、耳鼻喉科、復健科及牙科醫師紛紛開業去。

藥師方面，由於衛生署開放診所可聘藥師調劑，造成藥師執照瞬間「洛陽紙貴」，掛牌執業或實際只執業半天的診所藥師，不但薪資高於教學醫院藥師，工作負荷及專業壓力也遠低於教學醫院藥師，愈來愈符合新新人類「事少、錢多、離家近」的求職需求。影響所及，教學醫院藥師離職率增加，素質降低。

這些看似醫藥界本身人力分佈的小問題，事實上卻是影響民眾就醫權益以及未來專業斷層的大問題。

醫藥，是需要專業知識及經驗累積的工作。醫藥知識日新月異，醫療從業人員的專業知識當然也不能停頓在學校所學，於是才有所謂「教學」醫院的評鑑與認定。如今，利益的驅使，大家都去開業看小病，高收入、不用值班，連所得稅都比教學醫院醫師優惠得多，誰還笨笨的在教學醫院工作呢？

健保局宣傳得好——「小病看小醫院，大病看大醫

院」，但民眾擔心的是，小醫院看不出大病，延誤治療時機，或小病治不好，變成大病怎麼辦？歸根究底，就是民眾對小醫院醫療品質的保障存疑，他們寧可相信教學醫院。

但很不幸的，若政府再不針對前述的問題，徹底謀求改善之道的話，不久的將來，教學醫院的醫師、藥師大都是沒有太多經驗的「菜鳥」，能不出錯就不錯了，還談什麼「專業品質」！試想，盲腸炎找不到外科醫師開刀，半夜孩子高燒，找不到有小兒科醫師值班的醫院求診，這樣的「全民健康保險」民眾真的保險嗎？

現在是消費者的時代，面對品質不好的服務，消費者可以說「不」，消費者可以貨比三家，拒絕做「肥羊」。但是，當消費者所面對的是醫療服務時，情形又是如何呢？掛不到號、等不到床、排檢查、排開刀、自付差額、限自費等等，琳琅滿目，消費者可以說「不」嗎？誰敢拿自己的命開玩笑？所以，這年頭必備「三師」為友，才能安心，就是：律師、會計師及醫師。

尋求一個有品質保障的醫療專業照顧，是民眾基本的人權，也是每一個醫療專業從業人員努力的方向，更應該是政府主管機關責無旁貸必須達成的目標。民眾應該用選票來要求，用輿論來施壓，期使台灣的社會大眾早日獲得一個有品質保障的醫療專業照顧。

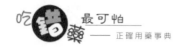

2. 善用醫療資源，健康不打折

資源再豐富，不當的管理與浪費也會使資源枯竭，當今的全民健保就是如此。

在不當的規劃下，醫療生態大變，科別消長互見，有辦法的儘量「吃健保」，沒辦法的只好「關門大吉」。健保局虧損日益嚴重，只好加重部份負擔，不久的將來或者再加重保費，甚至有可能成為「全民賤保」，即：醫療院所因應健保局壓低給付價格，保險患者只能用較便宜的材料及藥品，否則須自費；廠商因應健保局過低的給付價格，寧可不要健保給付，要用的患者就只能自費。

為了預防「賤保」時代的來臨，除了個人規劃「醫療險」，支付必須自費的部份外，全民一起未雨綢繆，善用醫療資源，避免浪費；同時，加強監督健保局，要求其善盡管理與規劃的責任，應是根本之道。

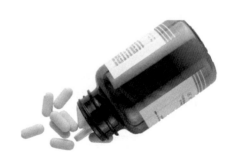

3.以人爲本的健康照顧

　　科技日益發達，專業分工愈來愈細。以往的婦產科，已有醫院區分爲婦科及產科，高血壓、高血脂及心血管等紛紛成立不同的專科學會。有人開玩笑預測，將來也許會有專精左眼的左眼科，與專精右眼的右眼科產生。所以，一個腹部疼痛的婦女，可能會從一般內科轉婦產科，或者再轉外科開刀。曾有一個諮詢案例，因眩暈、嘔吐及視力衰退而分赴耳鼻喉科及眼科檢查，都無法獲得確切結果而不知如何是好，後來在我們的建議下改看神經內科才找出病因。

　　曾有人指出「醫師」與「醫匠」的不同。醫師是醫人的，而醫匠只是醫病的。一個因自殺跳樓而骨折的患者，醫院往往只是治好他的骨折，下次可能再縫合他的刀傷。醫院只負責醫治他的身體，至於其他方面，大醫院或許還有社工室可照會，小醫院或診所可能就管不了這麼多了！

　　也有患者抱怨醫護人員太過冷漠，無視患者內心的感受，就醫看診往往「三長兩短」，長時間等掛號、批價、候診、候藥，而醫師問診看病時間短，往往患者自覺病情尚未陳述完畢，醫師已將處方開好，或者只是埋首寫病歷，或面對電腦，不知是看患者還是看電腦。

　　藥師的用藥說明也有同樣的問題。藥品衛教時間短，

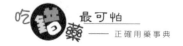

甚至根本沒有衛教。

　　多麼希望未來的台灣社會是一個健康照顧理想國，能提供大眾一個品質有保障，且以人為本的健康照顧。生病時，醫師能傾聽我的病痛，親切的護士及藥師，能細心的告訴我應注意的地方，及如何安全的用藥。只要我有任何醫療上的問題或身體不適，我隨時能先電話諮詢，必要時也能獲得立即支援。面對人生的「生、老、病、死」都能無後顧之憂，阿門！

常見廣告藥物成份及作用表

中文名稱	英文名稱及規格	適應症	常用劑量	副作用	禁忌	警示
普拿疼膜衣錠	Panadol film coated caplets Acetaminophen 500mg	退燒、止痛（緩解頭痛、牙痛、咽喉痛、關節痛、神經痛、肌肉酸痛、月經痛）	●每天3~4次 ●成人每次1~2錠 ●6~12歲孩童每次1~半錠	●長期服用超大劑量會引起肝毒性 ●偶有惡心、嘔吐、食慾不振		●3歲以下沒有醫囑時不建議使用。 ●沒有醫囑時勿讓孩童服用超過3天以上。 ●蠶豆症、肝腎障礙者應慎重給藥。 ●避免同時服用其他解熱鎮痛或感冒藥。 ●避免併服酒精性飲料 ●每天喝3杯以上酒精性飲料者應詢問醫師後才可服用此藥。
明通治痛錠	Min Tong Chyr Tong tablets Acetaminophen 325mg	退燒、止痛（緩解頭痛、牙痛、咽喉痛、關節痛、神經痛、肌肉酸痛、月經痛）	●每天3~4次 ●每次1~2錠	●長期服用超大劑量會引起肝毒性 ●偶有惡心、嘔吐、食慾不振		●蠶豆症、肝腎障礙者應慎重給藥。 ●避免同時服用其他解熱鎮痛或感冒藥。 ●避免併服酒精性飲料 ●每天喝3杯以上酒精性飲料者，應詢問醫師後才可服用此藥。
普拿疼加強錠	Panadol extra caplets Acetaminophen 500mg Caffeine anhydrous 65mg	退燒、止痛（緩解頭痛、牙痛、咽喉痛、關節痛、神經痛、肌肉酸痛、月經痛）	●每天3~4次 ●每次1~2錠	●長期服用超大劑量會引起肝毒性	2歲以下嬰幼兒	●蠶豆症、肝腎障礙者應慎重給藥。 ●避免同時服用其他解熱鎮痛或感冒藥。 ●限制喝大量的咖啡或茶，以避免神經緊張、興奮、失眠。 ●避免併服酒精性飲料。 ●每天喝3杯以上酒精性飲料者應詢問醫師後才可服用此藥。
五分珠散	Wu Fen Chu powder Acetaminophen 260mg Aspirin 520mg Caffeine anhydrous 32.5mg	退燒、止痛（緩解頭痛、牙痛、咽喉痛、關節痛、神經痛、肌肉酸痛、月經痛）	●每天2次 ●成人每次1包 ●6~12歲孩童每次半包	●食慾不振、胃腸不適、惡化消化性潰瘍、耳鳴、暈眩、代謝性酸中毒。 ●長期大量投與：貧血、肝腎功能損傷	嚴重肝腎疾病、血友病、其他出血性疾病、糜爛性胃炎、消化性潰瘍	●腎功能、凝血功能、血小板功能異常、蠶豆症患者應慎重給藥。 ●耳鳴、重聽時應減量或停用。 ●不得使用於20歲以下青少年或孩童之水痘或流行性感冒症狀解除，因可能造成嚴重的疾病──雷氏徵候群。 ●與抗凝血劑併用時應監測血液凝集情形 ●手術一週前應停藥 ●避免同時服用其他解熱鎮痛或感冒藥。 ●限制喝大量的咖啡或茶，以避免神經緊張、興奮、失眠。 ●避免併服酒精性飲料。 ●每天喝3杯以上酒精性飲料者，應詢問醫師後才可服用此藥。

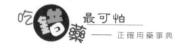

中文名稱	英文名稱及規格	適 應 症	常 用 劑 量	副 作 用	禁 忌	警 示
百服寧	Bufferin tablets Aspirin 325mg Dihydroxyaluminum aminoacetate 48.6mg Magnesium carbonate 97.2mg	退燒、止痛（緩解頭痛、牙痛、咽喉痛、關節痛、神經痛、肌肉酸痛、月經痛）	●每天4次 ●成人每次1錠 ●6~12歲孩童每次半錠	●食慾不振、胃腸不適、消化道潰瘍惡化、耳鳴、暈眩、代謝性酸中毒 ●長期大量投與：貧血、肝腎功能損傷	嚴重肝腎疾病、血友病、其他出血性疾病、糜爛性胃炎、消化道潰瘍	●腎功能、凝血功能、血小板功能異常、蠶豆症患者應慎重投與 ●耳鳴、重聽時應減量或停用 ●不得使用於20歲以下青少年或孩童之水痘或流行性感冒症狀解除，因可能造成嚴重的疾病——雷氏徵候群。 ●與抗凝血劑併用時應監測血液凝集情形。 ●手術一週前應停藥。 ●避免同時服用其他解熱鎮痛或感冒藥。
普拿疼伏冒錠	Panadol cold & flu caplets Phenylephrine HCl 5mg Acetaminophen 300mg Caffeine 15mg Noscapine 10mg Terpin hydrate 20mg Ascorbic acid (=Vit C) 30mg	緩解各種感冒症狀（鼻塞、咽喉痛、咳嗽、發燒、頭痛，關節痛，肌肉痛）	●每天3~4次 ●成人每次1錠 ●6~12歲孩童每次半錠	噁心、嘔吐、排尿困難、食慾不振、頭暈、心跳加速	使用單胺氧化酶抑制劑(MAOI,monoamine oxidase inhibitor)期間或停用兩星期內	●吸煙、慢性阻塞性肺疾引起之持續或慢性咳嗽者，勿自行用此藥。 ●服藥時間不要超過7天。 ●限制飲用過多含咖啡因的飲料。過多的咖啡因會引起神經緊張、興奮、失眠、心博過速。 ●3歲以下沒有醫囑時不建議使用。 ●蠶豆症、肝腎障礙、心臟病、高血壓、甲狀腺疾病、糖尿病、前列腺腫大患者應小心使用 ●避免同時服用其他類似之解熱鎮痛、過敏、氣喘、咳嗽、解鼻充血劑或感冒藥。 ●避免併服酒精性飲料 ●每天喝3杯以上酒精性飲料者，應詢問醫師後才可服用此藥。
斯斯感冒膠囊	Suzulex A capsules Chlorpheniramine maleate 1.25mg Methylephedrine dl- HCl 6.67mg Acetaminophen 100mg Ethenzamide 83.33mg Codeine phosphate 3mg Caffeine anhydrous 20mg	緩解各種感冒症狀（咽喉痛、發燒、頭痛、關節痛、肌肉痛、流鼻水、鼻塞、打噴嚏、咳嗽）	●每天3次 ●成人每次2錠 ●8~15歲孩童及青少年每次1錠	●鎮靜嗜睡、興奮、口乾、噁心、嘔吐、排尿困難 ●過量使用：心率不整	使用monoamine oxidase inhibitor期間或停用MAOI兩星期內	●避免同時服用其他類似之解熱鎮痛、過敏、氣喘、咳嗽、解鼻充血劑或感冒藥。 ●服用後欲睡者，避免開車或操作機械。 ●蠶豆症、60歲以上、心血管疾病、高血壓、甲狀腺亢進、前列腺腫大、狹角性青光眼、消化道、膀胱頸狹窄阻塞患者應小心使用。 ●限制飲用過多含咖啡因的飲料。

中文名稱	英文名稱及規格	適 應 症	常 用 劑 量	副 作 用	禁　　忌	警　　示
衛格維他命感冒錠	Welger Vitacold tablets Chlorpheniramine maleate 1.25mg Methylephedrine dl- HCl 7.5mg Acetaminophen 110mg Ethenzamide 60mg Caffeine 10mg Noscapine 5mg Thiamine mononitrate 5mg Riboflavin (=Vit B2) 1.5mg Pantothenate calcium 5mgAscorbic acid (=Vit C) 15mgHesperidin (=Vit P) 15mg	各種感冒症狀（畏寒、發燒、頭痛、咳嗽、鼻塞、流鼻水、打噴嚏、咽喉痛、關節痛、肌肉痛等）	●每天3次 ●成人每次2錠 ●7~14歲孩童每次1錠 ●4~6歲幼兒每次半錠	●長期服用超大劑量會引起肝毒性鎮靜 ●嗜睡、口乾、倦怠、視覺模糊、小便困難、興奮、失眠、心跳加速	●苯酮尿症 ●使用monoamine oxidase inhibitor期間或停用MAOI兩星期內	●服藥時間不要超過7天。 ●避免併服酒精性飲料 ●每天喝3杯以上酒精性飲料者應詢問醫師後才可服用此藥。 ●3歲以下沒有醫囑時不建議使用。 ●吸煙、慢性阻塞性肺疾引起之持續或慢性咳嗽勿自行用此藥。 ●服用後欲睡者避免開車或操作機械。 ●心血管疾病、高血壓、甲狀腺亢進、糖尿病、前列腺腫大、狹角性青光眼、肺氣腫、消化道膀胱頸狹窄阻塞患者應小心使用。
普拿疼伏冒鼻炎錠	Panadol allergy sinus caplets Chlorpheniramine maleate 2mg Pseudoephedrine HCl 30mg Acetaminophen 500mg	緩解各種感冒症狀（流鼻水、鼻塞、打噴嚏、咽喉痛、發燒、頭痛、關節痛、肌肉痛）	●每天3次 ●每次1錠	●長期服用超大劑量會引起肝毒性 ●鎮靜嗜睡、口乾、倦怠、視覺模糊、小便困難、興奮、失眠、心跳加速	●嚴重肝腎功能障礙者 ●苯酮尿症●使用monoamine oxidase inhibitor期間或停用MAOI兩星期內	●3歲以下沒有醫囑時不建議使用。 ●服藥時間不要超過7天。 ●服用後欲睡者避免開車或操作機械。 ●60歲以上、心血管疾病、高血壓、甲狀腺亢進、糖尿病、前列腺腫大、狹角性青光眼、肺氣腫、消化道膀胱頸狹窄阻塞患者應小心使用。 ●避免併服酒精性飲料。 ●每天喝3杯以上酒精性飲料者應詢問醫師後才可服用此藥。
普拿疼伏冒熱飲散	Panadol cold & flu hot remedy powder Phenylephrine HCl 1.66mg Acetaminophen 100mg	緩解各種感冒症狀（鼻塞、咽喉痛、發燒、頭痛、關節痛、肌肉痛等）	●每天3~4次 ●成人每次1包 ●6~12歲孩童每次半包 ●加150cc溫水攪勻後服用	小便困難、心跳加速、頭暈、失眠	使用monoamine oxidase inhibitor期間或停用MAOI兩星期內	●3歲以下在沒有醫囑時不建議使用。 ●服藥時間不要超過7天。 ●心血管疾病、高血壓、甲狀腺亢進、糖尿病、前列腺腫大患者應小心使用。 ●避免併服酒精性飲料 ●每天喝3杯以上酒精性飲料者應詢問醫師後才可服用此藥。

中文名稱	英文名稱及規格	適應症	常用劑量	副作用	禁 忌	警 示
斯斯鼻炎膠囊	Suzulex Bien A capsule Belladonna leaf alkaloid total 0.13mg Chlorphenoxamine maleate 3mg Phenylpropanolamine HC 25mgl Caffeine anhydrous 40mg Glycyrrhizate ammonium salt 20mg	緩解過敏性鼻炎、枯草熱所引起之相關症狀（流鼻水、鼻塞、打噴嚏、眼睛及喉部搔癢）及過敏所引起搔癢、皮膚癢疹	●每天3~4次 ●成人每次1錠 ●6~12歲孩童每次半錠	興奮、失眠、心跳過速、頭痛、暈眩、鎮靜嗜睡、小便困難	使用monoamine oxidase inhibitor 期間或停用MAOI 兩星期內	●避免同時服用其他類似之過敏、氣喘、咳嗽、解鼻充血劑或感冒藥 ●服藥時間不要超過3個月。 ●心血管疾病、高血壓、甲狀腺亢進、糖尿病、憂鬱症、前列腺腫大、狹角性青光眼、肺氣腫、消化道膀胱頸狹窄阻塞患者應小心使用。 ●服用後欲睡者避免開車或操作機械。
敏肝寧膠囊	Minconlin capsules Chlorpheniramine maleate 5mg Orotic acid (=Vit B13) 30mg Glycyrrhizin 50mg	蕁麻疹、藥物過敏、食物過敏、氣喘、濕疹、皮膚炎、痒疹、過敏性疾患	●每天2~3次 ●每次1~2錠	鎮靜嗜睡、高血壓、體重增加、噁心、排尿困難、頭痛		●服用後欲睡者避免開車或操作機械。 ●前列腺腫大、狹角性青光眼患者應小心使用。
沐舒痰錠	Mucosolvan tablets Ambroxol hydrochloride 30mg	袪痰	●每天3次 ●成人每次1錠 ●6~12歲孩童每次半錠	噁心、嘔吐、消化不良		
瀉立停止瀉錠	Imodium Loperamide 2mg	暫時緩解輕微或中度急性腹瀉	●成人每次2錠 ●孩童每次1錠	便秘、腹脹、尿滯留	●2歲以下嬰幼兒 ●急性痢疾 ●因使用廣效抗生素引起之潰瘍性偽膜性結腸炎 ●便秘 ●腸阻塞	●6歲以下在沒有醫囑時不建議使用。 ●肝功能不良患者謹慎使用。 ●注意電解質與體液補充。 ●急性腹瀉48小時內未獲改善應停藥並請教醫師。
吉胃福適凝膠	Gelfos gel Aluminum phosphate colloid 55g	胃酸過多、胃及十二指腸潰瘍	●每天3~4次 ●每次1包			
斯斯保肝膠囊	Suzumarin capsule Silymarin (exsiccated fructus cardui marianus extract) 70mg Niacinamide 12mg Thiamine HCl 4mg Riboflavin (=Vit B2) 4mg Pyridoxine HCl 4mg Cyanocobalamin (=Vit B12) 1.2 mcg	慢性肝病的營養補給	●每天3次 ●每次1顆			

文名稱	英文名稱及規格	適 應 症	常 用 劑 量	副 作 用	禁 忌	警 示
疤寧除 每乳膏	080antismallpox cream Tretinoin 0.5mg/g	尋常性痤瘡、皮膚角質化	●每日1~2次 ●適量塗抹於患部	發紅、灼熱刺激感、減少或增加皮膚色素		●初期患部發紅、燒灼感會暫時加重，尤其在皮膚較薄或已化膿處，通常數日後會消失。 ●勿接觸到黏膜、眼睛、口唇及鼻孔。 ●患部避免陽光照射
卡堤亞 斑凝膠	Cartel Depigment gel Hhydroquinone 1%, 4%	減輕黑斑、雀斑或其他色素沈著	每日1~2次適量塗抹於患部	發紅、灼熱刺激感	孕婦、授乳婦、12歲以下孩童	●第一次使用時先塗抹少量做測試，數分鐘後無紅腫等過敏現象時才可使用。 ●藥品勿接觸到黏膜、眼睛、口唇及鼻孔。 ●勿塗於痱子、已使用脫毛劑、防曬劑之皮膚 ●注意防曬工作
山利舒 洗髮精	Nizoral shampoo Ketoconazole 1%, 2%	減少因黴菌感染所引起頭皮屑，屬治療輔助劑	每天一次以適量搓揉按摩頭皮3~5分鐘，以清水沖淨			
益可膚 乳膏	Ecofu cream 每克含有 Econazole nitrate 10mg Triamcinolone acetonide 1mg	濕疹性黴菌病、汗疹、環狀濕疹、接觸性皮膚炎、過敏性皮膚炎	●每日2次 ●適量塗抹於患部	皮膚萎縮、毛囊擴張、多毛症、口周圍皮膚炎、痤瘡	結核、病毒感染、懷孕初期	●勿接觸到黏膜、眼睛。 ●出現酒渣鼻或口周圍皮膚炎時應避免用於臉部。
爽乳膏	Chiau Son cream Ciclopirox olamine 10mg/gm	皮膚之黴菌感染症	●每日2次 ●適量塗抹於患部	間歇性搔癢、灼熱感、皮膚不適		●勿接觸到黏膜、眼睛。 ●必須使用至症狀消除為止，約2星期，為避免再復發，症狀消除後需再繼續使用1~2星期。 ●感染部位保持乾燥。

175

國家圖書館出版品預行編目資料

吃錯藥最可怕：正確用藥事典／王春玉著；
-- 第一版.--臺北市：文經社，2003（民92）
　面；　　公分. --(文經家庭文庫；C106)
ISBN 957-663-380-X　（平裝）

1.藥量學　2.投藥

418.8　　　　　　　　　　92004803

Ⓒ文經社

文經家庭文庫　106

吃錯藥最可怕—正確用藥事典

著　作　人—王春玉
發　行　人—趙元美
社　　　長—吳榮斌
企劃編輯—梁志君
美術設計—王小明・陳俊宏
出　版　者—文經出版社有限公司
登　記　證—新聞局局版台業字第2424號
＜總社・編輯部＞：
地　　　址—104 台北市建國北路二段66號11樓之一（文經大樓）
電　　　話—（02）2517-6688（代表號）
傳　　　真—（02）2515-3368
E-mail—cosmax66@m4.is.net.tw
＜業務部＞：
地　　　址—241 台北縣三重市光復路一段61巷27號11樓A（鴻運大樓）
電　　　話—（02）2278-3158・2278-2563
傳　　　真—（02）2278-3168
郵撥帳號—05088806文經出版社有限公司
印　刷　所—松霖彩色印刷事業有限公司
法律顧問—鄭玉燦律師　（02）2321-7330
發　行　日—2003年　4　月　第一版　第　1　刷
　　　　　　2003年　4　月　　　　　第　2　刷

定價／新台幣 200元　　　　　Printed in Taiwan